المعجم الطبي الانكليزي

/ الجزء الأول/

المعجم الطبي الانكليزي

قاموس عربي ــ انكليزي

(يأخذ بأوائل الكلمات بدون إزالة مزيدات الحروف)

قاموس انكليزي ــ عربي

(مع شرح لكل حالة أو كلمة أو مصطلح طبي)

تقديم

الدكتور ماهر الحسامي

وزير الصحة

ترجمة

الدكتور ناصر فضل الـلـه ناصر الدين

المعجم الطبي الانكليزي

تقديم: الدكتور ماهر الحسامي (وزير الصحة)

ترجمة: الدكتور ناصر فضل الله ناصر الدين

الطبعة الأولى: 2005

عدد النسخ: 1000

الإخراج الفني: فيصل حفيان

تصميم الغلاف: فيصل حفيان

جميع العمليات الفنية والطباعية تمت في :

مؤسسة رسلان علاء الدين

يطلب الكتاب على العنوان التالي:

دار رسلان

للطباعة والنشر والتوزيع

دمشق ــ سورية

هاتف: 5627060   فاكس: 5613241

ص.ب: جرمانا /259/

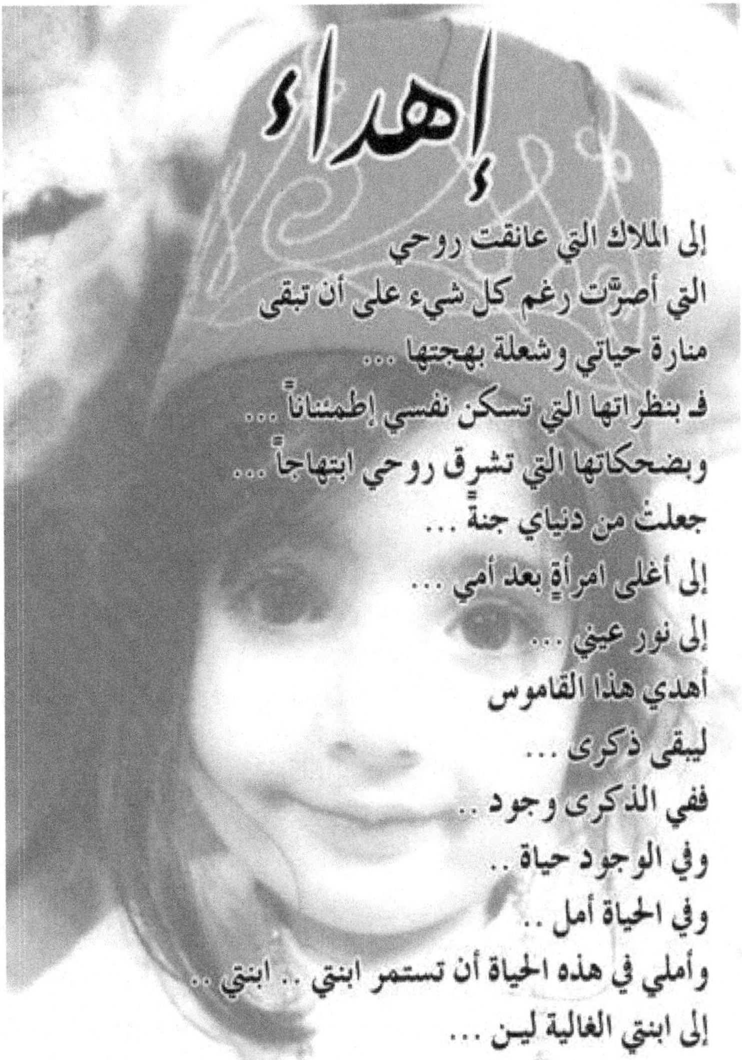

إهداء

إلى الملاك التي عانقت روحي
التي أصرّت رغم كل شيء على أن تبقى
منارة حياتي وشعلة بهجتها ...
فـ بنظراتها التي تسكن نفسي إطمئناناً ...
وبضحكاتها التي تشرق روحي ابتهاجاً ...
جعلتْ من دنياي جنةً ...
إلى أغلى امرأةٍ بعد أمي ...
إلى نور عيني ...
أهدي هذا القاموس
ليبقى ذكرى ...
ففي الذكرى وجود ..
وفي الوجود حياة ..
وفي الحياة أمل ..
وأملي في هذه الحياة أن تستمر ابنتي .. ابنتي ..
إلى ابنتي الغالية لين ...

د. ناصر ٢١/٣/٢٠٠٥

كلمة لابد منها

— قليلون هم من استطاعوا أن يضعوا بصمة على جدار الزمن أو ضمن صفحات التاريخ و الشامخ الذي كتبها عبر عصاميته في الحياة وصبره على أيام القهر والفقر والتعذيب وشجاعته أمام أعواد المشانق هو الذي زرع في قلبي حب الناس والإخلاص للوطن والإقدام لمساعدة المحتاج.

والدي: فضل الله ناصر الدين
هو المستقبل الذي أرنو إليه.

— وبداية لابد من كلمة عرفان بالجميل لكل من وجه وساهم لإنجاز هذا القاموس وعلى رأسهم:

الأستاذ وزير الصحة السيد الدكتور ماهر الحسامي

فعبر توجيهاته وملاحظاته العلمية وكلماته التي عنون وقدم بها هذا القاموس استطعت أن أصل به إلى ما أصبو إليه فله مني كل الاحترام و الشكر والتقدير فكان مثلا في تواضعه ومتابعته العلمية.

ـــ وعنـدما أتحـدث عـن العلـم أو عـن الطـب لابـد مـن الحـديث عـن أخي الدكتور منصور ناصر الدين

المنارة التي أهتدي بها وأنهل منها فهو الحكيم الأكبر والطبيب البارع العارف والأخ المحب صاحب الفضل ـ بعد أمي ـ في أي درجة علمية أو معرفية أنا بها أو وصلت إليها، أتمنى أن أوفيه جزءا منها.

د. ناصر

كلمة الدكتور ماهر الحسامي

وزير الصحة في الجمهورية العربية السورية

أضاف الدكتور ناصر فضل الله ناصر الدين للمكتبة الطبية العربية بترجمته هذا المعجم لبنة أساس تفيد الطالب والباحث على حد سواء, ومما يميز هذا المعجم عن غيره من المعاجم أنه يقدم شرحا مبسطا لكل مفردة ترد فيه.

وبهذا المعجم يضيف الزميل المترجم لمآثره من منشورات عدة تتعلق بالصحة العامة كان آخرها "التدخين والشباب" مرجعا سهلا يفيد من خلاله العاملين في القطاع الصحي بالوطن العربي.

لذا, لا يسعني هنا إلا أن أعبر له عن خالص الشكر لهذا الجهد الطيب راجيا له التقدم والنجاح والمزيد من العطاء.

دمشق في 2005/8/24

الدكتور ماهر الحسامي

وزير الصحة

مقدمة

من خلال الترجمات عن اللغة العربية، استطاع الغرب النهوض في مطلع العصور الحديثة، فالترجمة أهم وسيلة لنقل الأفكار والعلوم بين الأمم ولغتنا العربية غنية واسعة، اتسعت لكل فنون التعبير قديما، وهي ليست عاجزة في وقتنا الحاضر عن ذلك، وهي كما قال بلسانها شاعرنا الكبير

حافظ إبراهيم :

وسعتُ كتابَ اللهِ لفظا وغايـة

وما ضقتُ عن آيٍ به وعظاتِ

فكيفَ أضيقُ اليومَ عن وصفِ آلةٍ

وتنسيـــــقِ أسماءٍ لمخترعـاتِ

أنا البحرُ في أحشائهِ الدرُ كامنٌ

فهل سألوا الغواصَ عن صدفاتي

د. ناصر   2005/8/24

قاموس عربي ــ انكليزي

(يأخذ بأوائل الكلمات بدون إزالة مزيدات الحروف)

الألف

Diuresis	إبالة(غزارة البول)
Anabolism	ابتناء(بناء)
Hammer Toe	الأبخس المطرقي (القفع)
Excretion	إبراز(إفراغ ـــ إخراج)
Cannula or Canula	إ برة محتفرة أو قُنية
Aorta	الأبهر
Aortic	أبهري
Albino	أبهق
ABO System	نظام أ.ب.و
Epinerphrine	ايبينفرين
Adrenaline or Epinephrine	الايبينفرين أو الادرينالين
HCG	اتش ـــ سي ـــ جي
(HUMAN CHORIONIC GONADOTROPHIN)	منشط الأقناد المشيمي البشري
Duodenum	الإثني عشر(العفج)
Antibodies	أجسام ضدية
Abortion	إجهاض (إسقاط)
Albumin	آح، آحين(ألبومين، زلال)
Haploid	أحادي الصبغيات
Amino Acids	الأحماض الأمينية
Erythroderma	احمرار الجلد (حُمامى الجلد)
Benedict's test	اختبار بينديكت

Fehling's Test	اختيار فهلنغ
Guthrie Test	اختيار كوتري
Convulsion or Fits	اختلاج أو نوبات
Fibrillation	اختلاج ليفي عضلي(رجفان ليفي)
Choking	اختناق (غص)
Asphyxia	اختناق (بسبب فقد الأكسجين)
Apnoea	اختناق (انقطاع التنفس)
Aneuploidy	اختلال الصيغة الصبغية
Excretion	إخراج(إبراز — إفراغ)
Anaesthetist	أخصائي التخدير
Conception	إخصاب(حمل)
Adrenaline or Epinephrine	الادرينالين أو الايبينفرين
Addiction	إدمان
Dermis	الأدمة
Adenine	الأدنين
Addison's disease	أديسون(مرض/داء)
Ear	الأذن
Otolaryngology (oto)	بادئة معناها أذن
Aural	أذني (سمعي)
Atrium (pl.Atria)	أذينة القلب (جمعها أذينات)
Auricle	الأذين (صوان الأذن)
Atrial	أُذيني
Arachidonic	الآراشيدوبيك(حمض)

Groin	الإرب(المغبن)
Drug binding	ارتباط الدواء (العقار)
Concussion	ارتجاج (اهتزاز)
Anaphase	الارتداد(التحول الراجع)
Eclampsia	ارتعاج (تشنج نفاسي)
Arginine	الآرجنين
Genetic Counselling	الإرشاد الوراثي (النصيحة الوراثية)
Haemostasis	الإرقاء
Erythroblast	أرومة الحمراء
Erythromycin	اريتروميسين
Desensitization	إزالة التحسس
Dwarfism	إزب (قزامة)
Diplopia	ازدواجية الرؤية (الشفع)
Cyanosis	ازرقاق
Aspirin	الأسبرين
Asbestosis	الإسبيستين
Ablation	استئصال
Abscission	استئصال
Excision	استئصال (قطع)
Hysterectomy	استئصال الرحم
Appendicectomy or Appendectomy	استئصال الزائدة الدودية
Adenoidectomy	استئصال الغدانيات (الناميات الغُدّانية)
Hepatectomy	استئصال الكبد

Gastrectomy	استئصال المعدة (خزع المعدة)
Hydrops Foetalis	استسقاء الأجنة
Hydrocephalus or water on the Brain	استسقاء الرأس أو ماء في الدماغ
Drug metabolism	استقلاب الدواء
Allergy	الأليرجية ــ الاستهداف
Anaphylaxis	استهداف (فرط الحساسية ــ تآق)
Consumption	استهلاك (سلال ــ ضنى)
Acetylcholine	الأستيل كولين
Abortion	إسقاط (إجهاض)
Ascorbic Acid	الاسكوربيك(حمض)
Diarrhoea	إسهال(ذرب)
Acetylsalicytic acid	الأسيد ساليسيليك (حمض)
Escherichia	الاشريشيا (جراثيم عصوية)
E.coli	الاشريشياكولي
Arachnodactyly	الأصابع العنكبوتية
Finger	اصبع
Digit	إصبع
Digitalis	إصبعية(ديجيتالس/ كف الثعلب)
Dullness	أصمية (في الصوت أثناء القرع)
Autoantibody	الأضداد الذاتية
Eating disorders	اضطرابات الطعام
Cranial Nerves	الأعصاب القحفية
Genitalia	أعضاء التناسل

Gluten Enteropathy	اعتلال الأمعاء الغلوتيني(الداء الزلاقي)
Encephalopathy	اعتلال دماغي
or Spongiform encephalopathy	اعتلال دماغي اسفنجي
Bovine Spongiform Encephalopathy (BSC)	اعتلال الدماغ اسفنجي الشكل ليوفاين
BSE (Borine Spongiform Encephalopathy)	مختصر لـ (اعتلال دماغي اسفنجي بقري)
Cardiomyopathy	اعتلال عضلة قلبية
Arthropathy	الاعتلال المفصلي
Haemoglobinopathy	اعتلال الهيموغلوبين
Fainting or Syncope	إغماء (غشيان)
Excretion	إفراغ (إخراج- إبراز)
Heat exhaustion	الإفلاس الحراري
Avidin	افيدين
Canaliculi (sing. Canaliculus)	أقنية, مفردها: قُنية (داخل العظم)
Emesis	إقياء (قيء)
Achalasia	اكالازيا (اللإرتخاء)
Eczema	الأكزيما
Afterpains	آلام بعد الولادة(طَلَقُ تلوي، الخوالف)
Growing Pains	آلام النمو
Albumin	ألبومين(زلال، آح، آحين)
Adhesion	التصاق
Glue Ear or Secretony Otitis* Media	التهاب الأذن الوسطى المصلي (أو غراء الأذن)
Enteritis	التهاب الأمعاء ـــ التهاب معوي

Endometritis	التهاب بطانة الرحم
Housemaid's Knee or Bursitis	التهاب الجراب
Dermatitis	التهاب الجلد
Encephalitis	التهاب الدماغ
Encephalomyelitis	التهاب الدماغ والنخاع الشوكي
Diverticulitis	التهاب الرتج ـــ التهاب الردب
Appendicitis	التهاب الزائدة
Arteritis	التهاب شرياني - التهاب الشريان
Endocarditis	التهاب الشغاف
Adenitis	إلتهاب الغدة اللمفية
Bronchitis	التهاب القصبات
Bronchopneumonia	التهاب القصبات والرئة(ذات الرئة القصبية)
Carditis	التهاب القلب(قُلاب)
Hepatitis	التهاب الكبد
Colitis	التهاب الكولون
Bursitis	التهاب كيسي
Epiglottitis	التهاب لسان المزمار
Gingivitis	التهاب اللثة
Fibrositis	التهاب ليفي
Cystitis	التهاب المثانة
Gastritis	التهاب المعدة
Gastroenteritis	التهاب المعدة والأمعاء
Arthritis	التهاب المفصل (رثية)

Conjunctivitis	التهاب الملتحمة
Angitis or vasculitis	التهاب وعائي
Flexion	التواء
Alzheimer's disease	ألزهايمر
Alpha fetoprotein	ألفافيتوبروتين
Earache	ألم الأذن (وجع الأذن)
Backache	ألم الظهر
Gastralgia	ألم المعدة
Allele	أليل(مضاد، إحدى جنين متضادي الصفات)
Gluteal	اليوي
Dura mater	الأم الجافية
Aneurysm	أم الدم
Arachnoid mater	الأم العنكبوتية
Anteroir	أمامي
Ampoula	أمبولة (قارورة ـــ حبابة)
Ampulla (sing Ampulla)	أمبولات (مِجلات) / (مفردها أمبولة (مجل))
Ampicillin	الأمبيسللين
Brain diseases	أمراض الدماغ
Bone Diseases	أمراض العظم
Fungal Diseases	الأمراض الفطرية
Constipation	إمساك (قبض)
Bowel	أمعاء
Colon	الأمعاء الغليظة (الكولون)
Amphetamines	الأمفيتامين

Gold Salts or Gold Compound	أملاح الذهب أو مركبات الذهب
Delta wave	أمواج دلتا(أشعة)
Amoebo (pl.Amoebae)	أميب (المتحول// جمعها: المتحولات)
أميلاز (خميرة **Amoebiasis**	الأميبية (داء المتحولات)
Amylase	نشوية)
Amines	الأمينات
Fallopian Tubes	أنابيب فالوب
Diastasis	انبساط/ ابتعاد
Diastole	انبساط/ انبساط القلب
Exhalation	انبعاث(زفير)
Eustachian Tube	أنبوب قناة استاخيو (استاشيو)
Erection	انتصاب (نعوظ)
Emphysema	انتفاخ (نُفاخ)
Excoriation	انجلاف (سحج / كشط)
Haemolysis	انحلال
Haemolytic Disease of the Newborn	انحلال الدم عند الولدان حديثا
Eruption	اندفاع (بزوغ/ طفح)
B Endorphin	اندوفين ب
Ejaculation	انزال (دفق)
Enzyme	أنزيم (خميرة)
Embolism	انسداد(انصمام)
Favism	الانسمام بالفول(فوال)
Encephalin	انسيفالين
Bifurcation	انشعاب
Haemothorax	انصباب الجنب المدمى

Embolism	انصمام (انسداد)
Coarctation	انضغاط (تضيق)
Autism	الانطواء على الذات(الانكفاء، التوحد)
Diathermy	انفاذ الحرارة
Detached Retina	انفصال الشبكية
Abruptio placentae	إنفصال المشيمة الباكر
Dislocation	انفكاك (خلع)
Anuria	انقطاع البول
Amenorrhoea	انقطاع أو عدم الطمث (الظهى)
Extrasystole or Ectopic Beat	انقباضة خارجة (أو نبضة هاجرة / منتبذة)
Expiration	انقضاء (زفير)
Anaemia	أنيميا (فقر الدم)
Concussion	اهتزاز (ارتجاج)
Cilia(sing. Cilium)	أهداب/ مفردها: هدبة
Autoclave	اوتوكلاف
Carbon monoxide (co)	أول أكسيد الكربون
Climacteric	إياس (يأس)
Aids	الإيدز
(Acquired Immune Deficiency Syndrome	(متلازمة عوز المناعة المكتسب
Defibrillation	إيقاف الرجفان
echo: enteric, cytopathic, human, orphan *	ايكو
Elastin	إيلاستين (مرنين)
Endorphin	ايندورفين

الباء

Barbiturate	باربيتورات (عقار منوّم)
Bartonellosis	البارثولين(داء كاريون)
Extensor or Antagonist	باسط (ممدد)
Haemorrhoids or Piles	باسور
Enteral	باطني (معوي)
Allergen	باعثة الاستهداف أو التجاوب(مادة تثير الحساسية)
Dipeptide	ببتيد ثنائي
Enteropeptidase	الببتيداس المعوي
Amputation	بتر
Blister	بثرة (قرحة)
Boil or furuncle	بثرة (خراج / دُمل)
Furuncle	بثرة(دمل)
Etiology	بحث علم الأمراض (السببيات)
Halitosis	بخر الفم (النَفَس الكريه)
Brady Kinin	برادي كينين
Bradykinesia	براديكينيسيا
Faeces or Stools	براز (غائط)
Epididymis (pl. epididymides)	البربخ
Capsule	برشامة (كبسولة/ غلاف / كيس)
Caul	برقع الجنين(خبز الرأس)
Glycoprotein	بروتين سكري
Amniocentesis	بزلُ السَّلَى، (سحب عينة من السائل الامنيوسي للفحص)

Cuticle	البشرة (قشيرة/ جُليدة)
Epidermis	البشرة ــ بشرة الجلد
Genetic Fingerprinting	بصمة الإصبع الوراثية
Bradycardia	بطء القلب
Abdomen	البطن
Endometrium	بطانة الرحم
Endometriosis	بطانة رحم هاجرة
Endocardium	بطانة القلب (الشغاف)
Coeliac	بطني (جوفي)
Clitoris	البظر
Hymen	البكارة (غشاء البكارة)
Friar's Balsam	بلسم فرير
Bilharziasis	البلهارسيا
Anabolism	بناء (ابتناء)
Albinism	البهق
Diabetes insipidus	بوالة تفهة
Benzoyl Peroxide	بيروكسيد البنزوئيل
Beriberi	بيري بيري
Biguanide	بيكوانيد
Bilirubin	البيلروبين
Biliverdin	بيلفردين
Haemoglobinuria	بيلة خضابية
Acetonuria	بيلة خلونية

Haematuria	بيلة دموية
Glycosuria	بيلة سكرية(بيلة غلوكوزية)
Choluria	البيلة الصفراوية
Benzoin	بينزوئين
Benzothiadiazine	بينزوتياديزين
Benzodiazepines	بينزوديازيبين
Benzocain	بينزوكائين
Benzhexol or Benzhexol Hydrochloride or TrihexyphenidylHydrochloride	بينزوكسيل
Benzoic acid	البنزويك (حمض)
Biotin	بيوتن

التاء

Crown	تاج السن
Anaphylaxis	استهداف (فرط الحساسية / تآق)
Epicardium	التأمور الحشوي
Dehydration	تجفاف
Coagulation	التجلط/ التخثر
Cavity	تجويف
Acetabulum	التجويف الحقّي
Haematocoele	التجويف المدمى
Haemodialysis	تحال دموي (ديال)

Hypodermic	تحت الجلد (لحمي)
Hypothalamus	تحت المهاد/ تحت السرير البصري
Consensual Pupillary Stimulation	التحريض(التنبيه) البؤبؤي التوافقي
Eugenics	تحسين النسل (علم تحسين النسل)
Calculi	تحصي
Bends	التحني (شلل الغوص - تفقع الدم)
Anaphase	التحول الراجع (الارتداد)
Antiperistalsis	التحوي المعاكس
Cardiopulmonary bypass	التحويلة (المجازة) القلبية الرؤية
Anaesthesia	التخدير (إبطال الحس بالبنج)
Epidural Anaesthesia	تخدير فوق الأم الجافية
Catalepsy	تخشب (جُمدة)
Encephalography	تخطيط أو تصوير الدماغ
Arteriogram	تخطيط الشريان
Echocardiography	تخطيط صدى القلب
Acetonuria	تخلون البول
Dyspepsia or indigestion	التخمة (عسر الهضم)
Drug interaction	تداخل الدواء
Engagement	تدخل(دموج)
Flux	تدفق (فيض)
Clavicle	الترقوة
Antidote	ترياق
Gavage	تزقيم/ تغذية بمسبار معدي

Analgesia	تسكين الألم (لا ألم)
Botulism	تسمم
Cyanide Poisoning	التسمم بالسيانيد
Blood Poisoning	تسمم الدم
Food Poisoning	تسمم الطعام (طعام مسموم)
Diagnosis (pl. diagnoses)	تشخيص
Anatomy	تشريح(علم التشريح)
Autopsy or post Mortem	تشريح الجثة أو فحص الجثة بعد الوفاة
Dendrite	تشعب عصبي (الزائدة الشجرية)
Cirrhosis	تشمع الكبد
Eclampsia	تشنج نفاسي (ارتعاج)
Drug clearance	تصفية الدواء (العقار)
Arteriosclerosis	تصلب الشرايين
Atherosclerosis	التصلب العصيدي
Angiography	تصوير الأوعية
Encephalography	تصوير (تخطيط) الدماغ
Arteriography	تصوير الشرايين شعاعيا
Computerized Tomograghy	التصوير الطبقي المحوسب
Angiocardiograghy	التصوير الوعائي القلبي الظليل
Angioplasty	تصنيع وعائي(رأب وعائي)
Cheloid	تضخم نسيجي ليفي (جُدَرة)
Coarctation	تضيق (انضغاط)
Aortic Stenosis	تضيق الأبهر

Flatulence	تطبل البطن
Disinfection	تطهير (إبادة الجراثيم)
Blood Count	تعداد الدم
Complete Blood Count (CBC)	تعداد الدم العام(الكامل)
Atheroma	تعصد الأوعية (العصيدة)
Aplasia	تعطل أو توقف النمو (اللاتنسج)
Fatigue	تعب (كلل ــــ وسن)
Gavage	تغذية بمسبار معدي (تزقيم)
Enteral Feeding	التغذية الداخلية (المعوية)
Gaseous Exchange	تغيرات غازية
Adam's apple	تفاحة آدم
Anastomosis	تفاغر ـــ تفاغم
Caisson Disease	تفقع الدم (داء الغوص)
Gastrostomy	تفميم المعدة(فغر المعدة)
Dosage	تقدير الجرعات (معايرة الجرعات)
Chilblain	تقرح
Genetic Screening	التقصي الوراثي
Recombinant DNA Technology	تقنيةDNA
(Genetic Engineering الهندسة الوراثية)	
Bow Legs or Genu Varum	تقوس الساقين
Catabolism	تقويض (تهديم)
Arterioplasty	تقويم الشرايين (جراحة أو رأب الشرايين)
Hernioplasty	تقويم الفتق (رأب الفتق)

Arthroplasty	تقويم المفصل (جراحة أو رأب المفصل)
Hypoparathyroidism or Tetamy	التكرز(أو قصور جارات الدرق)
Calcification	تكلس
Haemopoiesis	تكون الدم
Fertilization	تلقيح
Artificial insemination	تلقيح صناعي
Gram's Stain	تلوين غرام
Fibrosis	تليف
Chondromalacia patellae	تلين غضروف(الرضفة)
Amniotomy	تمزيق الأغشية الجنينية (شق السلى)
ARM	تمزيق الأغشية الصناعي(اختصار)
Consensual Pupillary Stimulation	التنبيه (التحريض) البؤبؤي التوافقي
Fetoscope	تنظير الجنين
Amnioscopy	تنظير السُّلى (الأمنيوس)
Artificial respiration	التنفس الاصطناعي
Degeneration	تنكس (حؤول / ضمور)
Genital	تناسلي
Hypnosis	تنويم/ نوم إيحائي
Catabolism	تهديم (تقويض)
Bonding	توافق موجود بين الجنين ووالديه، تحديدا أمه
Conjoined Twins	توأمان ملتصقان
Dilatation and Curettage(D and C)	توسيع وكشط
Bronchiectosis	توسع القصبات

Conduction Anaesthesia	توصيل التخدير
Cardiac arrest	توقف القلب
Aplasia	توقف أو تعطل النمو (اللاتنسج)
Euthanasia	تيسير الموت(موت هادئ / موت رحيم)
Enteric Fevers	حمى التيفوئيد(الحمى المعوية)

الثاء

Adenosine Triphosphate	ثالث فوسفات الأدينوسين
ATP(Adenosine Triphosphate)	ثالث فوسفات الأدينوسين
Carbon dioxide or carbonic acid (CO_2)	ثاني أكسيد الكربون
Breast	ثدي (صدر المرأة)
Galactorrhoea	ثر الحليب
Corn & Bunion	ثقن و جراب مخاطي بارز عند إبهام القدم (مسمار)
Foramen	ثقب
Fissure	ثلم (فلح/ شق)

الجيم

Epidemic	جائحة (وبائي/ وباء)
Cast	جبيرة للعظم(قالب)
Cheloid	جُدَرة (تضخم نسيجي ليفي)
Chickenpox	جدري الماء (حُماق)

Brachiocephalic trunk	جذع رأسي عضدي
Corn & Bunion	جراب مخاطي بارز عند إبهام القدم (مسمار / ثقن)
Germs	جراثيم
Bacteria(sing. Bacterium)	جراثيم مفردها: جرثومة
Cryosurgery	جراحة الابتراد(الجراحة بالتبريد/ جراحة قَرّية)
Cosmetic Surgery	جراحة تجميلية
Follicle	جريب (حويصل)
Graafian Follicle	جريب غراف/ حويصل غراف
Corpus Luteum	الجسم الأصغر
Carotid body	الجسم السباتي
Ciliary Body	الجسم الهدبي
Corpuscle	جسيم ــ كرية
(مولد الراصة **Agglutinogen**)(راصة **Agglutinin**)	جسيم ضدي
Acrosome	جُسَيم طرفي(قَونَس، كِساء رأس الحُيَيِّ المَنَوي)
Forceps	جفت (ملقط)
Culaneous	جلدي
Clot	جلطة/ خثرة
Cuticle	جُليدة (البشرة / قشيرة)
Catalepsy	جُمدة (تخشب)
Anthrax	الجمرة الخبيثة
Catatonia	الجُمود
Fetus	جنين
Foetus or Fetus	جنين

Autonomic nervous system	الجهاز العصبي اللاارادي
Central Nervous System	الجهاز العصبي المركزي
Cardiovascular System	الجهاز القلبي الوعائي
Antrum (pl.antra)	جيب (غار) جمعها جيوب
Cavernous Sinus	الجيب الكهفي
Coeliac	جوفي (بطني)

الحاء

Acute	حاد
Cerebrovascular Accident	الحادث الدماغي الوعائي
Beta-blocker	حاصرات بيتا
Calcium - Channel Blocker	حاصرات قنيات الكلس
Calcium Antagonist	حاصرات الكالسيوم
Alopecia	حاصّة(صلع)
Gravid	حامل ـــ حبلى
Degeneration	حؤول (ضمور/ تنكس)
Acne	حب الشباب (العد)
Ampoula	حبابة (أمبولة / قارورة)
Aphasia	الحبسة (عدم النطق)
Gestation	الحمل ـــ الحبل
Chorda Tympani	الحبل الطبلي
Granuloma	حبيبوم (مرض حبيبي)

Achondroplasia = chondrodystrophia	حَثَل غُضروفي
Diaphragm	الحجاب الحاجز(الخلب)
Calorie	حراري (كالوري)
Astigmatism	حرج البصر
Heartburn	حرقة الفؤاد(حزقة)
Cytokine	الحركة الخلوية
Burns	حروق
Hip girdle	حزام الورك
Glans	حشفة
German Measles or Rubella	الحصبة الألمانية
Heart Block	حصر القلب
Concretions or Calculi (sing.)	حصيات (المفرد: حصاة)
Gallstons	**Calculus**حصيات المرارة
Fossa (pl. Fossae)	حفرة(جمعها: الحفر)
Fovea (pl. foveae)	حفرة (نقرة)
Amniotic cavity	الحفرة الأمنيوتية (السلوية / الأمنيوسية)
Enema	حقنة (رحضة)
Dhobi itch	حكة
Aerosol	حُلالة هوائية (رذاذ)
Herpes	حلأ (عقبول)
Grommet	حلقة مثبتة (عروة معدنية)
Cochlea	حلزون الأذن الداخلية(القوقعة)
Fever	حمى

حمة أحشائية/ حمى معدية معوية	**Enterovirus**
حمى البول الأسود	**Blackwater fever**
حمى التيفوئيد (الحمى المعوية)	**Enteric Fevers**
حمّى الضنك(أبو الركب)	**Dengue fever**
حمى الغدد	**Glandular Fever**
(أو وحيدات النوى الخمجي	**or Infectious Mononucleosis)**
حمى القش	**Hay Fever**
حمى المكورات المالطية (داء البروسيلا)	**Brucellosis**
حمه إيكوية (يتمية بشرية معوية ممرضة للخلايا)	**Echovirus**
الحُماض(زيادة حموضة الدم)	**Acidosis**
الحمامى	**Erythema**
حُمامى الجلد (احمرار الجلد)	**Erythroderma**
حُماق (جدري الماء)	**Chickenpox**
الحمرة	**Erysipelas**
الحمض الأميني الأساسي	**Essential Amino Acid**
حمض البنزويك	**Benzoic acid**
الحمض الدسم	**Fatty Acid**
حمض الدسم الأساسي	**Essential Fatty Acid**
الحمض الريبي النووي منقوص الأكسجين	**DNA (Deoxyribonucleic acid)**
حمض الفوليك	**Folic Acid**
حمض الكاربوليك	**Carbolic acid**
حمل (إخصاب)	**Conception**
حموي (محموم)	**Febrile**

حميد (غير خطير)	**Benign**
حويصل (جريب)	**Follicle**
حويصل غراف (جريب غراف)	**Graafian Follicle**
الحيز الميت ـ الحيز العاطل (الحجم الميت)	**Dead Space**

الخاء

خارجي المنشأ(مُكون خارجيا)	**Exogenous**
خانوق (صرير / كرير)	**Croup**
خبز الرأس (برقع الجنين)	**Caul**
خبير بالمعالجة اليدوية	**Chiropractor**
ختان	**Circumcision**
خثار إكليلي (تجلط)	**Coronary Thrombosis**
خثره (جلطة)	**Clot**
الخثره الدموية	**Blood clot**
خُراج	**Abscess**
خراج (دُمل/ بثرة)	**Boil or furuncle**
خرف (خبل/ عته)	**Dementia**
خزعة	**Biopsy**
خزع الفرج (قص العجان في الولادة)	**Episiotomy**
خزع المعدة(استئصال المعدة)	**Gastrectomy**
خشكريشة	**Eschar**
خِصاء	**Castration**

Haemoglobin	الخضاب(هيموغلوبين)
Afterbirth	الخلاص(السُّخد والأغشية المطروحة من الرحم بعد الولادة)
Cells of Leydig	خلايا لايدك
Diaphragm	الخلب (الحجاب الحاجز)
Ataxia	خلجان (هزع / اللاانتظام/ رنح)
Humour	خلط (سائل بدني)
Aqueous humour	الخلط المائي
Dislocation	خلع (انفكاك)
Congenital	خلقي (ولادي)
Dyslexia	خلل القراءة (عسرة القراءة)
Cell	الخلية
Gamete	خلية تناسلية
Granulocyte	خلية محببة
Enzyme	خميرة (أنزيم)
Diastase	خميرة دياستاز
Angina	خناق (ذبحة)
Diphtheria	خناق (دفتريا)
Hermaphrodite	خنثى
Afterpains	الخوالف (آلام بعد الولادة/ طَلَقٌ تلوي)

الدال

Brucellosis	داء البروسيلا (حمى المكورات المالطية)
Filariasis	داء الخيطيات
Chorea	داء الرقص (الرّقص السنحي)
Huntington's chorea	داء رقص هونتنكتون
Diverticulosis	داء رتجي (الرتاج)
Coeliac Disease	الداء الزلاقي(مرض جوفي/ بطني/)
Gluten Enteropathy	الداء الزلاقي(اعتلال الأمعاء الغلوتيني)
Diabetes mellitus	الداء السكري
Fascioliasis	داء الشريطيات / داء الوشائع
Echinococcosis	داء الشوكيات/ داء المكورات المشوكة
Brittle Bone Disease	داء العظم الهش
Deficiency disease	داء العوز
Graves' Disease	داء غراف
Hyaline membrane disease	داء الغشاء الزجاجي
Caisson Disease	داء الغوص (تفقع الدم)
Elephantiasis	داء الفيل
Crohn's Disease	داء كرون
Candidiasis	داء المبيضات
Amoebiasis	داء المتحولات (الأميبية)
AfricanTrypanosomiasis	داء المثقبيات الإفريقي
Hypochondria	داء المراق (وسواس عصبي)

Haemarthrosis	داء المفاصل الدموي
Hodgkin's disease	داء هودجكن
Endogenous	داخلي المنشأ
Buffer	الدارئة
Daltonism	الدالتونية (عمى الألوان)
Deltoid	الدالية
Fulminant	داهم (صاعق)
Glia or Neuroglia or Glial Cells	دبق/ دبق عصبي
Goitre	دراق (سلعة درقية)
Blood	الدم
Brain	الدماغ
Hindbrain	الدماغ البيني
Forebrain	الدماغ الأمامي(مقدم المخ)
Boil or furuncle	دُمل (بثرة / خراج)
Furuncle	دمل (بثرة)
Engagement	دموج (تدخل)
Fat	دهني (سمين)
Drug	دواء (عقار)
Giddiness	دوار
Dopa	دوبا
Dopamine	الدوبامين
Circulation of the Blood	دوران الدم
Cardiac Cycle	الدورة القلبية

Diastase	خميرة دياستاز
Haemodialysis	ديال (تحال دموي)
Diethylcarbamazine	ديثيلكاريبامايزين
Digitalis	ديجيتالس(كف الثعلب /إصبعية)
Dialysis (pl. dialyses)	الديلزة(الميز الغشائي)
Dimorphine hydrochloride	ديمورفين هيدروكلوريد

الذال

Bronchopneumonia	ذات الرئة القصبية (التهاب القصبات والرئة)
Drosophila	ذُبابة الندى
Angina	ذبحة (خناق)
Brachial	ذراعي (عضدي)
Diarrhoea	ذرب (إسهال)
Endotoxin	ذيفان داخلي

الراء

Arterioplasty	رأب الشرايين (تقويم/جراحة الشرايين)
Hernioplasty	رأب الفتق (تقويم الفتق)
Corneal Graft or Keratoplasty	رأب القرنية (الطعوم القرنية)
Arthroplasty	رأب المفصل (تقويم/جراحة المفصل)
Angioplasty	رأب وعائي (تصنيع وعائي)
Coronary Angioplasty	رأب وعائي اكليلي

Agglutinin	راصة
Codon	رامزة (شيفرة)
Farmer's Lung	رئة المزارع
Asthma	الربو
Diverticulum (pl. diverticula)	رتج / ردب
Diverticulosis	الرتاج (داء رنجي)
Fibrillation	رجفان ليفي (اختلاج ليفي عضلي)
Enema	رحضة (حقنة)
Aerosol	رذاذ(حُلالة هوائية)
Carpus	رسغ اليد (المعصم)
Aspiration	الرشف (السفط)
Embryo	رشيم (مُضغة)
Contusion	رض (كدم)
Flutter	رفرفة
Controlled Drugs	الرقابة الدوائية
Cervical	رقبي (عنقي)
Chorea	الرّقص السنحي (داء الرقص)
Graft	رقعة (غرز / لقاح/ طُعم)
Genu Varum	ركبة فحجاء
Ataxia	رنح (خلجان / هزع / اللاانتظام)
Friedreich's Ataxia	رنح فريدريك
Dysarthria	رتة (لَكِنَة/ عُسر اللفظ)
Agoraphobia	رُهاب الخلاء ــــ رهبة الفضاء
Hydrophobia	رهاب الماء(الكَلب)

الزاي

Appendix	زائدة
Dendrite	الزائدة الشجرية(تشعب عصبي)
Hirsutism	الزبب/ الشعرانية (في النساء خاصة)
Dysentery	الزحار (الدسنتاريا)
Glottis	زردمة (مزمار)
Culture	زرع/ زريعة (مستنبت / مزرعة)
Autotransplant	الزرع التعويضي الذاتي
Glaucoma	الزرق (الماء الأسود)
Exhalation	زفير (انبعاث)
Expiration	زفير (انقضاء)
Cold or Common Cold	الزكام
Albumin	زلال(آحين/ ألبومين/ آح)
Blood Groups	الزمر الدموية
Acidosis	زيادة حموضة الدم (الحُماض)
Cod – liver Oil	زيت كبد القد (سمك من شمال الأطلسي)

السين

Amniotic fluid	السائل الأمنيوسي
Humour	سائل بدني (خلط)
Cerebrospinal Fluid	السائل الدماغي(المخي) الشوكي

Cataract	الساد (الماء الأزرق)
Cytotoxic	سام للخلايا/ متعلق بالسم الخلوي
Coma	سبات (غيبوبة)
Etiology	السببيات (بحث علم الأمراض)
Genito-Urinary Tract	السبيل البولي التناسلي
Gastrointestinal Tract	السبيل المعدي المعوي
Anabolic steroid	الستروئيد البنَّاء (الكورتيزون)
Corticosteroid	الستيروئيدات القشرية
Anthracosis	السُّحار الفحمي (فُحام)
Abrasion or graze	سحج
Excoriation	سحج (كشط / انجلاف)
Afterbirth	السُّخد والأغشية المطروحة من الرحم بعد الولادة (الخلاص)
Air Embolism	السدادة الهوائية
Embolus (pl. emboli)	سدة / صمة (جمعها: صمات)
Cancer	السرطان
Ewing's Sarcoma	سرطان ايونج
Breast Cancer	سرطان الثدي
Encephaloid	سرطان دماغي(نظير الدماغ / ورم دماغي)
Cervical Cancer	سرطان عنقي
Cough	سعال
Athlete'sfoot	سعفة القدم
Aspiration	السفط (الرشف)
Cretinism	سفل/ فدامة

(or Congenital Hyperthyroidism أو فرط نشاط الدرق الخلفي)

Amnion	السّلى(الغشاء الداخلي المحيط بالجنين)
Apoplexy	السكتة (نزيف فجائي غزير)
Blood Sugar	سكر الدم
Carbohydrates	السكريات
Consumption	سلال (ضنى/ استهلاك)
Goitre	سلعة درقية (دراق)
Aural	سمعي أذني
Fat	سمين (دهني)
Alveolus (pl.Alveol)	سنخ/ جمعها أسناخ
Euploid	سوى الصيغة الصبغية
Cyanocobalamin	سيانوكوبالامين
Cytoplasm	سيتوبلازما (هيولى)
Cytosine	سيتوسين
Cephalosporin	سيفالوسبورين
Gonorrhoea	السيلان (السيلان البني)
Gleet	سيلان مزمن
Calamine	الكالامين(سيليكات الزنك المائية)

الشين

Agonist	شادّة
Gauze	شاش
Brown Fat	الشحم البني

Cramp	شد عضلي(مَعَص عُقَّال)
Hives	الشرى
Coronary Arteries	الشرايين التاجية (الإكليلية)
Frostbite	شرث (لسعة الجليد)
Anus	شرج
Colostomy	شرج اصطناعي (فغر الكولون)
Bulimia	الشره المرضي
Artery	شريان
Carotid Artery	الشريان السباتي
Flap	شريحة
Arteriole	شُريين
Fibula (pl. fibulae)	الشظية (القصبة الصغرى)
Bronchial	شُعبي (قُصبي)
Hair	شعر
Hirsutism	الشعرانية/ الزبب (في النساء خاصة)
Bronchioles	شُعيبات (قصيبات)
Endocardium	الشغاف (بطانة القلب)
Diplopia	الشفع (ازدواجية الرؤية)
Fissure	شق (ثلم / فلح)
Amniotomy	شق السلى(تمزيق الأغشية الجنينية)
Hare Lip	شق الشفة(فلح)
Cleft Palate	شق الحنك
Bell's palsy	شلل بل

Diplegia	شلل مزدوج / شلل الجانبين
Cerebral Palsy	شلل دماغي
Hemiplegia	شلل شقي (فالج)
General Paralysis of the Insane	الشلل العام
Bends	شلل الغوص(تفقع الدم/ التحني)
Caisson disease	شلل الغواصين
Facial Paralysis	الشلل الوجهي
Codon	شيفرة (رامزة)
Genetic Code	الشيفرة الوراثية

الصاد

Efferent	صادر (نابذ)
Fulminant	صاعق (داهم)
Chromosomes	صبغي
Chromatin	صبغين(كروماتين)
Headache	صداع
Chest or Thorax	الصدر
Heat Stroke Or Heat Hyperpyrexia	صدمة الحرارة
Epilepsy	الصرع
Grand Mal	الصرع الكبير
Croup	صرير (كرير /خانوق)
Bile	الصفراء

Gall	الصفراء
Baldness	الصلع
Alopecia	صلع (حاصّة)
Bicuspid Valve	صمام ذو شرفتين
Aphonia	صمت (فقد الصوت)
Deafness	الصمم (الطرش)
Embolus (pl. emboli)	صمة/شدة (جمعها: صمات)
Commissure	صوار
Auricle	صوان الأذن (الأذين)

الضاد

Acromegaly	ضَخامةُ الأطراف (القَبل / القِرواحيَّة)
Antitoxin	ضد الذيفان(اللاتكسين)
Blood Pressure	ضغط الدم
False Rib	الضلع الكاذبة
Bandage	ضماد
Atrophy	ضمور
Degeneration	ضمور(تنكس / حؤول)
Consumption	ضنى (استهلاك / سلال)

الطاء

Bubonic Plague	الطاعون الدبلي
Chiropody	طب الأقدام (معالجة الأقدام)
Alternative	طب البديل
medicine	
(orComplementary Medicine	(أو الطب المتمم
Genito-Urinary Medicine	الطب البولي التناسلي
Geriatrics	طب الشيخوخة
Cardiology	طب القلب
Complementary Medicine	الطب المتمم
Air Passages or Airway	طريق الهواء (الممر الهوائي)
Food Poisoning	طعام مسموم (تسمم الطعام)
Graft	طعم (رقعة / غرز / لقاح)
Autograft	طعم ذاتي
Corneal Graft or Keratoplasty	الطعوم القرنية (رأب القرنية)
Coronary bypass Graft	الطعوم المجازية للشريان
Eruption	طفح (اندفاع / بزوغ)
Heat Rash	طفح حراري
Afterpains	طَلقُ تلوي(الخوالف/ آلام بعد الولادة)
Deafness	الطرش (الصمم)
Clonic Phase	طور ارتجاجي

الظاء

Choroid Plexus	الظفيرة المشيمية
Amenorrhoea	الظهى، انقطاع أو عدم الطمث
Epithelium (pl. epithelia)	ظهارة
Dorsal	ظهري

العين

Dentine	عاج السن
Factor IX	العامل التاسع
Factor VIII	العامل الثامن
or Antihaemophilic Factor	أو العامل ضد الناعور
Christmas Factor	عامل كريستماس
Dementia	عته (خرف / خبل)
Acne	العد (حب الشباب)
Arrhythmia	عدم الإنتظام (لا نظمية)
Amenorrhoea	عدم أو انقطاع الطمث (الظهى)
Aphasia	عدم النطق (الحبسة)
Achilles tendon	العرقوب (وتر أشيل (أخيل))
Hamstring	عرقوب (وتر مأبضي)
Grommet	عروة معدنية (حلقة مثبتة)

Henle's loop	عروة هانل
Dyslexia	عسرة القراءة(خلل القراءة
Dysphasia	عسر التلفظ ـــ عسر الكلام
Dysarthria	عُسر اللفظ(رنة/ لَكِنَة)
Dyspepsia or indigestion	عسر الهضم (التخمة)
Gastric Juice	عصارة معدية
Facial Nerve	العصب الوجهي
Coccyx	العصعص
Atheroma	العصيدة ـــ تعصد الأوعية
Bacillus (pl. bacilli)	عصية (جمعها: عصيات)
Gluteus or Glutaeus (pl. Glutei or Glutaei)	العضلة الإليوية
Flexor or Agonist	عضلة ثانية عاطفة/ أو عضلة شاذّة
Biceps	العضلة ذات الرأسين
Cardiac muscle	العضلة القلبية
Brachial	عضدي (ذراعي)
Bone	العظم
Collar Bone	عظم الترقوة
Breastbone	عظم الصدر (القص)
Humerus	عظم العضد
Femur	عظم الفخذ (الفخذ)
Duodenum	العفج (الإثني عشر)
Drug	عقار (دواء)
Hallucinogen	عقار مهلس

Calcaneus (pl. Calcanei)	العقب (كعب القدم)
Heel	العقب (للقدم)
Herpes	عقبول (حلأ)
Ganglion (pl. Ganglia)	عقدة
Basal ganglion (pl Basal glanglia)	العقدة الأساسية (القاعدية)
Steril	عقيم
Apgar Score	علامة أبكار
Haematology	علم أمراض الدم
Gynaecology	علم أمراض النساء
Eugenics	علم تحسين النسل
Anatomy	علم التشريح / تشريح
Bacteriology	علم الجراثيم
Embryology	علم الجنين
Gerontology	علم الشيخوخة
Histology	علم النسج
Epidemiology	علم الوبائيات
Genetics	علم الوراثة
Blindness	العمى (فقد البصر)
Colour Blindness	عمى الألوان
Daltonism	عمى الألوان(الدالتونية)
Gigantism or Giantism	عملقة ــ عرطلة
Caesarean Section	العملية القيصرية
Backbone	العمود الفقري

Acini(sing: Acinus)	عنبة (فصيص غدي/ سنخ)
Cervix	عنق الرحم
Cervical	عنقي (رقبي)
Coagulation Factors	عوامل التخثر
Antepartum anoxia	عوز الأكسجين قبل الولادة
Atrial Septal defect	العيب الحاجزي الأذيني
Eye	العين

الغين

Faeces or Stools	غائط (براز)
Antrum (pl.antra)	غار / جيب(جمعها جيوب)
Gastrin	غاسترين (هرمون معدي)
Gamma Globulin	غاما غلوبولين
Immune Gamma Globulin	غاما غلوبولين المناعي
Adenoids	الغُدانيّات (الناميات)
Endocrin Glands	الغدد الصم
Gastric Glands	الغدد المعدية
Gland	غدة
Gonads	غدتا التناسل (المنسلان)
Exocrine Gland	الغدة خارجية الإفراز
Ductless gland	الغدة الصماء
Apocrine	غدة عرقية "مفرزة"
Adrena gland or Suprarenal gland	الغدة الكظرية أو الغدة فوق الكلية

Dietetics	الغذائيات(تنظيم الأغذية)
Glue Ear	غراء الأذن
(or Secretony Otitis* Media	(أو التهاب الأذن الوسطى المصلي
Graft	غرز (لقاح/ طعم / رقعة)
Allotransplant	غرزة مغايرة
Fibrosarcoma	غرن ليفي (ورم ليفي ساركومي)
Diuresis	غزارة البول (إبالة)
Hymen	غشاء البكارة (البكارة)
Decidua	الغشاء الساقط (نفاض)
Fainting or Syncope	غشيان (إغماء)
Choking	غص (اختناق)
China Clay	الغضار الصيني
Cartilage	غضروف
Costal Cartilage	غضروف ضلعي
Capsule	غلاف (كيس / برشامة / كبسولة)
Globulin	غلوبولين
Globin	غلوبين
Glucagon	غلوكوجين
Glycogen or Animal Starch	غلوكوجين(مكوّن سكر العنب/ نشا حيواني)
Glucocorticosteroid	غلوكوكورتيكوستروئيد (الغلوكوجين القشري الكظري)
Glycerol	غليسيرول
Epineurium	غمد العصب ـــ غمد عصبي
Diaphysis (pl. diaphyses)	غمد العظم (مشاش)

Gangrene	غنغرينا (موات)
Gas Gangrene	الغنغرينا الغازية
Guanine	الغوانين
Coma	غيبوبة (سبات)
Anencephaly	غيبة الدماغ (اللادماغية)

الفاء

Hemiplegia	فالج(شلل شقي)
Diazepam	فاليوم
Cardia	الفؤاد
Hernia	فتق
Hiatus Hernia	الفتق الحجابي
Anthracosis	فُحام (السُّحار الفحمي)
Femur	الفخذ(عظم الفخذ)
Femoral	فخذي
فُرجة/ حلقة **Cretinism**	فدامة(سفل)
Areola ___ (Plural :Areolae)	ملونة (جمعها فُرج)
Hyperadrenalism	فرط أدرينالين الدم
Hyperalgesia	فرط التألم/ فرط الحس بالألم
Hyperemesis	فرط التقيؤ
Hyperplasia	فرط التنسيج
Hyperventilation	فرط التهوية/ التنفس

Hypertension	فرط التوترالشرياني(فرط ضغط الدم)
Hyperparathyroidism	فرط جارات الدرق
Hyperthermia	فرط الحرارة
Hyperalgesia	فرط التألم(فرط الحس بالألم)
Anaphylaxis	فرط الحساسية (تآق / استهداف)
Hypersensitivity	فرط الحساسية
Hyperglycaemia	فرط سكر الدم
Hyperlipidaemia or Hyperlipaemia	فرط شحميات الدم
Hypertension	فرط التوترالشرياني/ فرط ضغط الدم
Essential Hypertension	فرط ضغط الدم الأساسي (فرط التوتر)
Hyper-resonance	فرط الطنين
Hypertonicity	فرط النشاط أو الفعالية
Hyperthyroidism	فرط نشاط الدرق
Congenital Hyperthyroidism	فرط نشاط الدرق الخلقي
Hypertrophy	فرط النمو/ ضخامة
Crepitus	فرقعة
Frontal Lobe	الفص الجبهي
Fungus (pl. Fungi)	فطر (جمعها: فطريات)
Antagonistic action	الفعل المضاد
Colostomy	فغر الكولون(شرج اصطناعي)
Gastrostomy	فغر المعدة (تفميم المعدة)
Blindness	فقد البصر(العمى)
Amnesia	فقد الذاكرة

Hearing loss	فقد السمع
Aphonia	فقد الصوت (صمت)
Anaemia	فقر الدم (أنيميا)
Cooley's Anaemia	فقر الدم لـ كولي
Epiglottis	الفلكة (لسان المزمار)
Fissure	فلح (شق / ثلم)
Hare Lip	فلح الشفة (شق الشفة)
Buccal الفهقة Atlas	فموي (وجني)
Favism	فوال (الانسمام بالفول)
Calciferol	فيتامين د (الكلسيفرول)
Epstein-Barr Virus	فيروس ايبستن ـــ بار
HIV	فيروس الايدز
Coxsackie Virus	فيروس كوكساكي
Human T-cell lymphocytotrophic Virus (HTLV)	
	الفيروس منمي اللمفاويات التائية البشرية
Flux	فيض (تدفق)

القاف

Ampoula	قارورة (حبابة /أمبولة)
Fundus (pl. Fundi)	قاع ـ قعر
Cast	قالب (جبيرة للعظم)
Constipation	قبض (إمساك)

Acromegoly	القَبل ـــ القِرواحيَّة (ضَخامةُ الأطراف)
Antenatal	قبل الولادة
Catheter	قثطرة
Cranium	القحف
Foot (pl. Feet)	قدم (جمعها: أقدام)
Flat Foot	القدم المسطحة
Blister	قرحة (بثرة)
Ulcer	قرحة
Decubitus ulcers	قرحة الاستلقاء(الثاقبة)
Bed Sores	قرحات الفراش (الاستلقاء)
Cold Sore	القرحة الباردة
Pressure Sores	قرحات الضغط
Duodenal ulcer	قرحة عجفية
Gastric Ulcer	القرحة المعدية
Disc	قرص
Bolus	قرص (مُضغة)
Cornea	قرنية العين
Acromegoly	القِرواحيَّة / القَبل (ضَخامةُ الأطراف)
Dwarfism	قزامة (إزب)
Cortex (pl. cortices)	قشر (لحاء)
Cerebral Cortex	القشرة المخية (الدماغية)
Cortico-	قشري
Cuticle	قشيرة (جُليدة / البشرة)

Breastbone	القص (عظم الصدر)
Episiotomy	قص العجان في الولادة (خزع الفرج)
Bronchi (sing. Bronchus)	قصبات ــ قصبة
Fibula (pl. fibulae)	القصبة الصغرى (الشظية)
Bronchial	قُصبي (شُعبي)
Bronchioles	قصيبات (شُعيبات)
Hypoparathyroidism or Tetamy	قصور جارات الدرق (التكزز)
Heart Failure	قصور القلب
Excision	قطع (استئصال)
Abscission	قطع بالإزالة
Arteriectomy	قطع الشريان (أو جزء منه)
Colectomy	قطع الكولون
Fundus (pl. Fundi)	قعر (قاع)
Hammer Toe	القفع (الأبخس المطرقي)
Alkalosis	القُلاء
Carditis	قُلاب (التهاب القلب)
Heart	القلب
Foreskin	القلفة
Cradle Cap	قلنسوة المهد
Anorexia	قِلة الشهوة للطعام (قهم)
Duct	قناة (مجرى / مسلك / مسيل)
Ductus arteriosus	قناة شريانية
Bile duct	قناة الصفراء

Alimentary Canal	القناة الغذائية أو الهضمية
Haversian Canal	قناة هافرسن
Cannula or Canula	قُنية (إيرة محتفرة)
Emesis	قيء ــ إقياء
Haematemesis	قيء الدم
Anorexia	قهم (قِلة الشهوة للطعام)
Arch	قوس
Cochlea	القوقعة (حلزون الأذن الداخلية)
Acrosome	قَونَس(كِساء رأس الحُيَيِّ المَنَوي / جُسَيم طرفي)
Action Potential	القوة الكمُونية ــ القوة الدافعة الكهربائية

الكاف

Depression	الكآبة
Catecholamine	كاتيكولامين
Carbamazcpine	كاربامازيبين
Carbolic acid	الكاربوليك (حمض)
Carcinoma	كارسينوما
Calamine	الكالامين(سيليكات الزنك المائية)
Calcitonin	الكالسيتونين
Calcium	الكالسيوم
Calorie	كالوري (حراري)
Hepatic	كبدي

Barium Sulphate	كبريتات الباريوم
Capsule	كبسولة (غلاف / كيس / برشامة)
Bowman's Capsule	كبسولة بومان
Glomerulus	كبيبة ـــ كبة
Genome	كتلة الخلقة (مجين)
Frozen Shoulder	الكتف المتجمد
Contusion	كدم (رض)
Bruise	كدمة
Chromatin	كروماتين (صبغين)
Creatinine	كرياتينين
((CJD))_ Creutzfeldt-jakob Disease	كريتزفيلدت ـــ جاكوب (مرض)
Corpuscle	كرية (جسيم)
Erythrocyte	كرية حمراء
B.cell	الكرية .B
Croup	كرير (خانوق / صرير)
Griseofulvin	كريسوفولفين
Acrosome	كِساء رأس الحُيَيِّ المَنَوي (جُسَيم طرفي/ قُونَس)
Fracture	كسر
Greenstick Fracture	كسر الغصن النضر
Comminuted Fracture	كسر مفتت
Abrasion or graze	كشط
Excoriation	كشط (سحج / انجلاف)
Calcaneus (pl. Calcanei)	كعب القدم (العقب)

Digitalis	كف الثعلب (إصبعية / ديجيتالس)
Cholesterol	كلستيرول
Calciferol	الكلسيفرول: فيتامين د
Fatigue	كلل (تعب / وسن)
Chloramphenicol	كلورام فينكول
Chlorpromazine	كلور برومازين
Chlordiazepoxide	كلور ديازوبوكسيد
Chlorehexidine or Hibitane	كلور هيكسيدين أو هيبيتان
Chloroform	كلوروفورم
Hydrophobia	الكلب (رهاب الماء)
Compress	كمادة
Fomentation	كمادة
Athetosis	الكنع (حركات تمعجية مستمرة في اليدين والقدمين)
Electrolyte	كهرل (منحل كهربائي)
Cobalamin	كوبالامين
Codeine	كودائين
Cortisoe	كورتيزون
Anabolic steroid	الكورتيزون (الستروئيد البنّاء)
Collagen	الكولاجين
Cholecalciferol	كولي مالسيفرول
Cocaine	الكوكائين
Colon	الكولون (الأمعاء الغليظة)
Cholera	الكوليرا

Cautery	كي (مِيسم)
Electrocautery	كي كهربائي (مكواة كهربائية)
Cyst	كيس ــــ كييس
Capsule	كيس (غلاف / كبسولة / برشامة)
Bursa (pl. Bursae)	كيس مصلي(جمعها أكياس)
Chyle	كيلوس
Chymotrypsin	كيموتربسين
Chyme	كيموس
Biochemistry	الكيمياء الحيوية

اللام

Analgesia	لا ألم (تسكين الألم)
Arrhythmia	لا نظمية (عدم الإنتظام)
BCGVaccine	لقاح السل
Bacillua Calmette - Guerin Vaccine	لقاح كالمت ــــ غيران
Colostrum	لباء
Frenulum Lingae	لجام اللسان
Cortex (pl. cortices)	لحاء (قشر)
Callus	لُحمة العظم
Hypodermic	لحمي (تحت الجلد)
Epiglottis	لسان المزمار (الفلكة)
Frostbite	لسعة الجليد (شرث)

Cervical Smear	لطاخة عنقية
Graft	لقاح (طعم / رقعة / غرز)
Condyle	لقمة (جزء مستدير عند طرف بعض العظام)
Ataxia	اللاانتظام (رنح / خلجان / هزع)
Aplasia	اللاتنسج (تعطل أو توقف النمو)
Antitoxin	اللاتكسين (ضد الذيفان)
Anencephaly	اللادماغية (غيبة الدماغ)
Dysarthria	لَكنَة(عُسر اللفظ/ رنة)
Endolymph	اللمف الباطن
Cystic Fibrosis	لُياف كيسي
Fibrin	ليفين
Fibroma	ليمفوم (ورم ليفي)

الميم

Cataract	الماء الأزرق (الساد)
Glaucoma	(الماء الأسود (الزرق)
Hydrocephalus or water on the Brain	ماء في الدماغ أو استسقاء الرأس
Grey Matter	المادة الرمادية
Antacid	مادة معدلة للحموضة (مضاد الحموضة)
CT Scanner	الماسح الطبقي المحوري
Donor insemination	المانح (المخصب /المُلقح)
AIH	مانح المني (الشريك)

AID	مانح المني (المجهول)
Antiseptic	مانع الانتان (مطهر/ مانع العفونة)
Anticoagulant	مانع التخثر (التجلط)
Antiseptic	مانع العفونة (مانع الانتان / مطهر)
Effector	مؤثر(مستفعلة)
Aetiology or Etiology	مبحث أسباب المرض
Endocrinology	مبحث الغدد الصم
Gastroenterology	مبحث المعدة والأمعاء
Excreta	المبرزات ـــ المفرغات
Diuretic	مبول (مدر للبول)
Candidiasis	داء المبيضات
Amoebo (pl.Amoebae)	المتحول/ أميب(جمعها المتحولات)
Down's syndrome	متلازمة داوون
Adult Respiratory Distress Syndrome	متلازمة العسرة التنفسية عند الكهول
Acquired Immune Deficiency Syndrome Aids	الإيدز ـــ متلازمة عوز المناعة المكتسب
Cushing's Syndrome	متلامة كوشينج
Homozygous	متماثل الزيجبية
Histocompatible	متوافق النسج
Bladder	مثانة
Depressant	المثبطات
Cardiopulmonary bypass	المجازة (التحويلة) القلبية الرؤية
Clostridium	المجزآت/ المطثيات المغزلية

Duct	مجرى (مسلك / مسيل/ قناة)
Ampulla (sing Ampulla)	مِجلات/ أمبولات / مفردها : مجل/ أمبولة
Abortifacient	مجهض(وسيلة اجهاض)
Breech Presentation	المجيء المعقدي
Genome	مجين (كتلة الخلقة)
Axon	المحور العصبي
Febrile	محموم (حموي)
Cerebrum	المخ
ECT	مختصر للمعالجة بالتخليج (التشنيج) الكهربائي
EEG	مختصر (مخطط الدماغ الكهربائي)
Anaesthetic	المخدر
Drugs	مخدرات
Cone	مخروط
Donor insemination	المخصب (المانح ـــ المُلقح)
ElectroEncephaloGram (EEG)	مخطط الدماغ الكهربائي
Electrocardiogram	مخطط القلب الكهربائي
Cerebellum	المخيخ
Diuretic	مدر للبول (مبول)
Gullet	المرئ
Gall Bladder	المرارة
Addison's disease	مرض أديسون
Coeliac Disease	مرض جوفي/ بطني/ (الداء الزلاقي)
Granuloma	مرض حبيبي (حبيبوم)

Coronary Artery Disease	مرض الشريان الاكليلي
Chagas' Disease	مرض شكاس
Compressed Air Illness	مرض ضغط الهواء(تفقع الدم)
Crohn's Disease	مرض كرون
((CJD))ـ Creutzfeldt-jakob Disease	مرض كريتزفيلدت ـ جاكوب
Fibrocystic Disease of the Pancreas	مرض كيسي الليفي للبنكرياس
Autoimmune disease	المرض المناعي الذاتي
Gold Salts or Gold Compound	مركبات الذهب أو أملاح الذهب
Elastin	مرنين (إيلاستين)
Glottis	مزمار (زردمة)
Depot preparation	المستحضر المخزن
Chemoreceptor	مُستقبل الإثارة الكيميائية
Culture	مستنبت ـ مزرعة (زريعة/ زرع)
Endemic	مستوطن
Denaturation	مسخ الخواص الطبيعية
Analgesic	مُسكن
Duct	مسيل/ مسلك (مجرى / قناة)
Corn & Bunion	مسمار (ثقن و جراب مخاطي بارز عند إبهام القدم)
Duct	مسيل/ مسلك (مجرى / قناة)
Diaphysis (pl. diaphyses)	مشاش/ غمد العظم
Epiphysis (pl. epiphses)	مشاشة العظم
Choroid	المشيمية (طبقة العين الوعائية)
Caecum (pl. caeca)	المصران الأعور

Antiserum	مصل مضاد
Anticonvulsant	مضاد الإختلاخ
Antimetabolite	مضادات الاستقلاب (الأيض)
Anti-inflammatory	مضاد ضد الالتهاب
Antacid	مضاد الحموضة (مادة معدلة للحموضة)
Antiemetic	مضاد القيء
Antidepressant	مضاد الاكتئاب
Antibiotic	مضاد الالتهاب
Bolus	مُضغة (قرص)
Clostridium	المطثيات/ المجزآت المغزلية
Antiseptic	مطهر (مانع العفونة / مانع الانتان)
Chiropody	معالجة الأقدام(طب الأقدام)
ElectroConvulsive Therapy (ECT)	المعالجة بالصدمة الكهربائية
Chemotherapy	المعالجة الكيميائية
Homoeopathy or Homeopathy	المعالجة المِثلية
Dosage	معايرة الجرعات (تقدير الجرعات)
Gastric	مَعِدي
Cramp	مَعَص عُقّال (شد عضلي)
Carpus	المعصم (رسغ اليد)
Donor	معطِ ــــ مانح
Enteral	معوي (باطني)
Colic	المغص
Groin	المغبن (الإرب)

Gastroenterostomy	مفاغرة معدية معوية
Excreta	المفرغات (المبرزات)
Hip joint	مفصل الورك
Curette	مقحفة (مكشطة)
Forebrain	مقدم المخ(الدماغ الأمامي)
Expectorant	مقشع (منفث)
Haematinic	مقويات الدم
Emetic	مُقيء
Acquired	مكتسب
Adsorbent	مكثف لجزيئات الغاز (ممتز)
Electrocautery	مكواة كهربائية (كي كهربائي)
Cementum	ملاط السن
Bacteriophage or phage	ملتهم الجراثيم أو الآكل ـــ الملتحم
Emollient	ملطف (ملين / مُطري)
Donor insemination	المُلقح (المانح ـــ المخصب)
Forceps	ملقط (جفت)
Adsorbent	ممتز (مكثف لجزيئات الغاز)
Extensor or Antagonist	ممدد (باسط)
Air Passages or Airway	الممر الهوائي(طريق الهواء)
Autoimmunity	المناعة الذاتية
Heimlich's manoeuvre	مناورة هيمليش
Electrolyte	منحل كهربائي (كهرل)
Gonads	المنسلان (غدتا التناسل)

Human chorionic gonadotrophin (HCG)	منشط الأقناد المشيمي البشري
Gonadotrophins	منشط منسلي
(or Gonadotrophic Hormone	أو هرمون محرض القند)
Endoscope	منظار داخلي / منظار باطن
Fibreoptic Endoscopy	المنظار الليفي البصري
Gastroscope	منظار المعدة
Contraception	منع الحمل
Babinski reflex	منعكس بابنسكي
Expectorant	منفث(مقشع)
Human T-cell lymphocytotrophic Virus (HTLV)	
	الفيروس منمي اللمفاويات التائية البشرية
Hypnotic	منوّم
Ectopic	مهاجر / منتبذ / منتقل
Hallucinogen	مهلس/ عقار مهلس
Gangrene	موات (غنغرينا)
Brain - Stem Death or Brain Death	موت جذع الدماغ أو موت الدماغ
Brain death	موت الدماغ
Euthanasia	موت هادئ (موت رحيم / تيسير الموت)
Cot Death	موت المهد
Alpha Wave	موجة: ألفا
Gene	مورثة
Antihaemophilic factor	المورثة ضد الناعور
Afferent	مورد (وارد / ناقل إما المركز أو الداخل /ناقل نحو مركز عصبي)
Bronchodilator	موسع قصبي

Dilater	موسعة / موسع
Agglutinogen	مولد الراصة
Carcinogen	مولّد السرطان
Antigen	مولد الضد
Fibrinogen	مولد الليفين
HLA Antigens	مولدات ضدHLA
Carboxyhaemoglobin	ميت هيموغلوبين
Dialysis (pl. dialyses)	الميز الغشائي (الديلزة)
Cautery	مِيسم (كي)
Enamel	ميناء السن

النون

Canine	ناب
Efferent	نابذ (صادر)
Fistual	ناسور
Cardiac pacemaker	ناظم الخطى القلبي
Haemophilia	الناعور
Decubitus Ulcers -Pressure Sores - Bed Sores	الناقبة
Afferent	ناقل إما المركز أو الداخل / ناقل نحو مركز عصبي (وارد/ مورد)
Adenoids	الناميات (الغُدانيّات)
Ectopic Beat	النبضة المنتبذة (الهاجرة)
Extrasystole or Ectopic Beat	نبضة هاجرة أو انقباضة خارجة (منتبذة)

Emaciation	نحول (هزال)
Hypophysis	النخامية
Adenohypophysis	النخامية الغدية
Acupuncture	النخز (الوخز الأبري)
Embolectomy	نزع الصمة / نزع السدادة
Demyelination	نزع النخاعين
Haemorrhage	النزف
Apoplexy	نزيف فجائي غزير (السكتة)
Adipose Tissue	النسيج الشحمي
Connective Tissue	النسيج الضام
Fibrous tissue	النسيج الليفي
Clone	نسيلة ـــ وليد مثل لا شِقّي
Animal Starch	النشاء الحيواني
Genetic Counselling	النصيحة الوراثية(الإرشاد الوراثي)
ABO System	نظام أ. ب. و
Encephaloid	نظير الدماغ (ورم دماغي / سرطان دماغي)
Erection	نعوظ (انتصاب)
Emphysema	نُفاخ (انتفاخ)
Decidua	نفاض (الغشاء الساقط)
Haemoptysis	نفث الدم
Convalescence	نقاهة
Gout	النقرس
Fovea (pl. foveae)	نقرة (حفرة)

Anoxia	نقص الأكسجة
Hypoplasia	نقص التنسج
Hypoventilatio	نقص التهوية
Hypothermia	نقص الحرارة
Hypoglycaemia	نقص سكر الدم
Embryo Transfer	نقل الجنين
Bone marrow	نقي العظم
Genotype	نمط جيني
Ballottement	نهز
Bulimia Nervosa	النهم العصابي
Convulsion or Fits	نوبات أو اختلاج
Fit	نوبة
Heart Attack	نوبة قلبية
Hypnosis	تنويم/ نوم إيحائي

الهاء

Haloperidol	هالوبيريدول
Fibbria (pl. fimbriae)	هدب/ جمعها أهداب
Delirium	هذيان
Delirium tremens	هذيان ارتعاشي
Hormone	هرمون
Growth Hormone or Somatotrophin or FH	
	هرمون النمو أو هرمون انمائي

هرمون حث الجريبات ـ   Follicle-Stimulating Hormone (FSH)

الهرمون الكظري القشري الاغتذائي /هرمون مُحرِّض قشرالكظر(الهرمون الكظري)

Adrenocorticotrophic hormone (ACTH)

Chorionic Gonadotrophic Hormone or / human. هرمون محرض القند المشيمي.

Chorionic Gonadotrophin(HCG)

Gonadotrophins or Gonadotrophic Hormone

منشط منسلي أو هرمون محرض القند

Antidiuretic hormone	هرمونات مضاد الإبالة
Hormone Replacement Therpy (HRT)	هرمون المعالجة المعوضة
Androgen	الهرمون منشط الذكورة
HRT	هرمونHRT
Ataxia	هزع (اللاانتظام/ رنح / خلجان)
Emaciation	هزال (نحول)
Hysteria	هستيريا/ هوس
Digestion	هضم
Hallucination	هلوسة

الهندسة الوراثية أو (تقنيةDNA)

Genetic Engineering or Recombinant DNA Technology

Heparin	هيبارين
Chloral Hydrate	هيدرات الكورال
Hydroxocobalamin	هيدروكسي كوبالامين
Hydrocortisone	هيدروكورتيزون
Heroin or Dimorphine Hydrochloride	الهيروئين

Antihistamines	الهيستامين
Histamine	هيستامين
Histidine	هيستيدين
Haem	الهيم
Haem-	بادئة كلام تشير إلى أي شيء يخص الدم
Haemoglobin	هيموغلوبين (الخضاب)

الواو

Afferent	وارد(مورد/ ناقل إما المركز أو الداخل /ناقل نحو مركز عصبي)
Epidemic	وباء ـــ وبائي (جائحة)
Achilles tendon	وتر أشيل (أخيل) (العرقوب)
Hamstring	وتر مأبضي (عرقوب)
Earache	وجع الأذن (ألم الأذن)
Buccal	وجني (فموي)
Face	الوجه
Birthmark or Naevus	الوحمة
Infectious Mononucleosis	وحيدات النوى الخمجي
(or Glandular Fever /	أو حمى الغدد)
Acupuncture	الوخز الأبري (النخز)
Heredity	وراثة
Cytogenetics	الوراثيات الخلوية
Hip	الورك
Encephaloid	ورم دماغي (سرطان دماغي/ نظير الدماغ)

Haematoma	الورم الدموي
Epithelioma	ورم ظهاري
Hepatoma	ورم كبدي
Fibroma	ورم ليفي (ليمفوم)
Fibroid	ورم ليفاني ــ ورم ليفي
Fibrosarcoma	ورم ليفي ساركومي (غرن ليفي)
Bunion	ورم ملتهب (في المفصل الكبير من إبهام القدم)
Angioma	ورم وعائي
Haemangioma	ورم وعائي دموي
Fatigue	وسن (تعب / كلل)
Hypochondria	وسواس عصبي/ داء المراق
Abortifacient	وسيلة إجهاض مجهض
Capillary ولادي (	وعاء شعري
Congenital	خلقي)
Blue Baby	الوليد الأزرق

الياء

Climacteric	يأس(إياس)
Fontanelle	يافوخ
Hand	يد
Graze	يكشط ــ يسحج

قاموس انكليزي ــ عربي
(مع شرح لكل حالة أو كلمة أو مصطلح طبي)

A

البطن   Abdomen

هي المنطقة من الجسم التي تقع أسفل الصدر ــ مفصولة عنه بواسطة الحجاب الحاجز ــ وفوق الحوض.

إن التجويف البطني يحتوي على الأعضاء الهضمية (مثال: المعدة والأمعاء), والأعضاء المفرزة (المثانة والكليتين), وعند النساء توجد الأعضاء التناسلية (الرحم والمبيض).

استئصال   **Ablation**

هو الإزالة الجراحية (النزع) لأي جزء من الجسم (بواسطة القطع).

نظام أ. ب. و   ABO System

يتحدث عن أصناف المجموعات الدموية (الزمر الدموية).

مجهض ــ وسيلة إجهاض   Abortifacient

استعمل نوع أو مجموعة من الأدوية لإحداث الإجهاض.

إجهاض ــ إسقاط   Abortion

إزالة أو نزع المضغة أو الجنين من الرحم إما طبيعيا أو عـن طريـق تـداخلات الإنسـان الجراحية, قبل اعتباره قابلا للحياة وذلك عند الأسبوع الرابع والعشرين من الحمل.

قد يكون الإسقاط عفويا وهو أكثر شيوعا خلال الأشهر الثلاثة الأولى من الحمل ويعتقد أنه يترافق مع شذوذات الأجنة.

ـ أو ربما يُحدث باعتباره: علاجيا أو إنهاء للحمل لأسباب اجتماعية أو طبية.

ـ بحال تعرض حياة الأم للخطر: تطلب القوانين البريطانية تنفيذه قبـل الأسـبوع الرابـع والعشرين من الحمل.

ـ إنذار الإجهاض عندما يكون حيا يترافق مع نزف في الرحم أو ألم أمـا إذا مـات الجنـين فإن الإجهاض عمل محتوم.

-الاسقاط الناقص (غير التام) هو بقاء بعض أجهزة الجنين داخل الرحم.

ـ الاسقاط المألوف (الاعتيادي) يكون عندما تفقد المرأة جنينا كل ثلاثة حمـول متعاقبـة قبل الأسبوع العشرين من الحمل مع وزن للجنين أقل من 500غ أو وجود حالة غير طبيعيـة في الرحم.

كشط أو سحج **Abrasion or graze**

حدوث ضرر خارجي (سطحي) على سطح الجلد أو في الطبقة الخارجية للغشاء المخـاطي بسبب حك ميكانيكي (زوال بالحك)(*).

إنفصال المشيمة الباكر **Abruptio placentae**

نزف من المشيمة بعد الأسبوع الثامن والعشرين من الحمل يُسبب انفصالا تاما أو جزئيـا للمشيمة عن جدار الرحم.

خُراج **Abscess**

تجمع القيح (الصديد) في مكان ما من الجسم بعد تعرضه لإنتان جرثومي.

العلاج: 1 ـ الشق الجراحي للخراج.

2 ـ أخذ مضادات الالتهاب.

استئصال ـــ قطع بالإزالة **Abscission**

إزالة جراحية للأنسجة عن طريق قطعها.

(*) زوال سطح الجلد أو الطبقة الخارجية.

التجويف الحقّي **Acetabulum**

ـ انظر فقرة: المفصل الوركي (Hip joint)

بيلة خلونية ــ تخلون البول **Acetonuria**

ـ انظر فقرة: البيلة الكتيونية (الاستونية) Ketonuria

الأستيل كولين Acetylcholine

مادة هامة من الكيمياء العضوية تُنتج داخل الجسم وتُعرف (ناقل عصبي) تستخدم في نقل السيالة العصبية.

حمض الأسيد ساليسيليك **Acetylsalicytic acid**

الاسم الكيميائي للأسبرين.

اللاإرتخاء ــ القصور ــ اكالازيا **Achalasia**

استرخاء عضلات الجهاز المعدي المعوي.

هي قصور يصل للإسترخاء، تعزى لحالة تسمى ارتخاء الفؤاد وهي وصف لحالة عدم استرخاء ألياف العضلات المحيطة بفتحة المريء إلى المعدة لتمنع أو توقف مرور الطعام.

وتر أشيل (أخيل) ــ العرقوب **Achilles Tendon**

وتر كبير وثخين موجود في المنطقة السفلى للساق الذي يصل بين عضلات بطن الساق وعظم العقب. يُمّكن الساق من الحركة. هو معرض للضرر الكبير خلال الرياضات العنيفة والتي تحتاج إلى جهد كبير.

حَثَل غُضروفي **Achondroplasia = chondrodystrophia**

السبب الأكثر شيوعا للقَزَامة. وهي بحالة كون العظام الطويلة للأطراف قصيرة بشكل غير طبيعي تنتقل بصفة قاهرة في كلا الجنسين.

الحُماض، زيادة حموضة الدم Acidosis

هي الحالة التي ترتفع فيها حموضة الدم وسوائل الجسم إلى مستوى عالٍ وغير طبيعي نتيجة لعجز الآلية التي تضبط مستوى (الحمض / الأساس) في الجسم.

تحدث عموما بسبب عيوب الاستقلاب كما في: السكري أو المجاعة أو القيء الشديد. أو ربما من خلال جهاز التنفس. مثلا: خلال الفرق عندما تكون كمية أوكسيد الكربون الموجود بالجسم مرتفعة أكثر من الطبيعي.

وأيضا تحدث بسبب الفشل الكلوي (الحماض الكلوي) عند بقاء كمية كبيرة جدا من حمض الكبريتيك وحمض الفوسفوريك داخل الجسم أو زيادة طرح البيكربونات (ثانِ الكربونات).

عنبة ـــ فصيص غدي سنخ Acini (sing Acinus)

انظر فقرة: (البنكرياس، المعثكلة) Pancreas

العد (حب الشباب) Acne

خلل في الجلد، الأكثر شيوعا هو حب الشباب الشائع عند المراهقين، يتميز بالبثرة ورأسها الأسود.

يزداد نشاط الغدد الدهنية في الجلد (بسبب التأثير الهرموني) ويكبر الانتباج بسبب الزهم (مادة دهنية تفرزها الغدد الدهنية) وتتكاثر الجراثيم التي تسبب انتان الجريبات الشعرية لتصبح صلبة ولها شكل البثرة التي أخيرا تُصبح سوداء.

هذه الحالة عادة تزول مع الوقت ويساعد بذلك أحيانا الكريمات والصادات ويمكن حدوث أشكال أخرى أيضا من حب الشباب. انظر فقرة: وردية (عدّ الوردي) Rosacea

Acquired **مكتسب**

مصطلح يُقصد به وصف حالة أو علة ليست خلقية وإنما وجدت بعد الولادة.

Acromegaly **القَبل ـــ القِرواحيَّة ـــ ضَخامةُ الأطراف**

نمو غير طبيعي للعظام والأنسجة في الأيدي والرأس والقدم والصدر سببها الإفـراز المفـرط لهرمون النمو المفرز من الغدة النخامية.

Acrosome **جُسَيم طرفي، قَونَس، كِساء رأس الحُيَيِّ المَنَوي**

انظر فقرة: (حيُي منوي، نطفة، مني) Sperm

ACTH **الهرمون الكظري القشري الاغتذائي**

انظر فقرة: هرمون محرض قشر الكظر

ADRENOCORTICOTROPHIC HORMONE

Action Potential القوة الكمُونية ـــ القوة الدافعة الكهربائية

انظر فقرة: الدفعة العصبية **NERVE IMPULSE**

Acupuncture **النخز ـــ الوخز الأبري**

طريقة تقليدية صينية للتداوي عن طريق إدخال الإبر الرفيعـة في نقـاط مختلفـة تحـت الجلد. وتحرك هـذه الأبـر بالتـدوير أو تيـار كهربـائي هـذه المنهجيـة مُثبتـة فعاليتُهـا في إراحـة الأعراض، وأحيانا تستخدم للتخدير.

Acute **حاد**

مصطلح يستخدم لوصف حالة المرض القصيرة التي تبدأ سريعة مع أعراض شديدة.

Adam's apple **تفاحة آدم**

بروز في الغضروف الدرقي للحنجرة, التي تشاهد تحت جلد الرقبة.

Addiction

إدمان

مصطلح يصف حالة اعتماد فيزيائي ونفسي على مادة أو عقار.

Addison's disease

مرض أديسون

مرض يصيب قشر الكظر مما يسبب عجز الغدة الكظرية عـن فـرز هرمونـات القشريـة الكظرية (الكورتيزون). سابقا كان يعتبر أكثر أسبابه التدرن لكن حاليا يعزى لاضطرابات المناعة.

أعراض المرض: هزال، ضعف، انخفاض ضغط الدم، اصطباغ قاتم في الجلد.

Adenine

الأدنين

انظر فقرة: نيكليوتيد Nucleotide

Adenitis

إلتهاب الغدة اللمفية

إلتهاب واحد أو أكثر من الغدد أو العقد اللمفية.

Adenoidectomy

استئصال الغدانيات (الناميات الغُدّانية)

إزالة جراحية للغدانية (الناميات)

Adenoids

الغُدّانيّات (الناميات)

كتل من الأنسـجة اللمفية المتوضـعة خلـف الأنـف (في البلعـوم الأنفـي) وقـد تتضخـم بسبب التهاب الحنجرة المتواصل أو التنفس الفموي (بسبب انسداد الأنف).

Adenohypophysis

النخامية الغدية

انظر فقرة: الغدة النخامية pituitary Gland

Adenosine Triphosphate

ثالث فوسفات الأدينوسين

انظر فقرة: ثالث فوسفات الأدينوسين ATP

التصاق **Adhesion**

ارتباط وثيق لسطحين معا هما بالأساس منفصلين بسبب إلتهاب شديد.

ـ الالتصاق في النسيج الليفي يشكل بنية جديدة.

ـ قد يحدث الالتصاق داخل المفصل المتضرر أو في الجراحات البطنية المتكررة أو بين عروات الأمعاء.....الخ.

الالتصاقات في المفصل تَحِد من حركته مما يسبب (تصلب المفصل) ويمكن أحيانا أن تزول عن طريق الحركة اليدوية (الاعتيادية).

الالتصاقات داخل البطن وحتى في الرئتين (المصابة بسبب ذات الجنب) قد تتطلب المعالجة الجراحة.

النسيج الشحمي **Adipose Tissue**

هو نمط لنسيج لين وليفي وضام يحوي عدد كبير من الخلايا الضخمة، انه يَحفظ ويَدّخر مخزون الطاقة ويلعب دورا واقيا (عازلا).

الغدة الكظرية أو الغدة فوق الكلية **Adrenagland or Suprarenal gland**

على السطح العلوي لكلا الكليتين توجد الغدة الكظرية، وهي غدة صماء هامة تُنتج الهرمونات التي تُنّظم مختلف وظائف الجسم.

لكل غدة كظرية قسمان ــ قشر خارجي ولب داخلي الذي يفرز هرمونات مختلفة أكثرها أهمية هما: الادرينالين والكورتيزون.

الادرينالين أو الايبينفرين **Adrenaline or Epinephrine**

هرمون هام جدا يُنتجه لب الغدة الكظرية وهو يهيء الجسم ــ عندما يحرر ــ لأمور مثل (الرعب أو الطيران أو القتال..) عن طريق زيادة عمق ومعدل التنفس ورفع معدل ضربات القلب وتحسين العمل العضلي.

له تأثير مثبط لعمليات الهضم والإطراح. ويستعمل طبيا في طرق عدة مثلا:

* معالجة الربو القصبي حيث يُرخي الطرق الهوائية.

* ينبه القلب أثناء السكتة القلبية (توقف القلب)

(انظر فقرة مرض أديسون. ADDISON'S **DISEASE**)

Adrenocorticotrophic hormone (ACTH)

هرمون مُحرِّض قشرالكظر(الهرمون الكظري)

مادة هامة تنتج وتفرز من قشر الغدة النخامية، يُنَظم تحرر الهرمونات القشرية من الغدة الكظرية.

يستعمل طبيا عن طريق الحقن لاختبار عملها ويستخدم لمعالجة الربو والاضطرابات الرئوية.

ممتز، مكثف لجزيئات الغاز **Adsorbent**

مادة مثل الكاولين. [صلصال (سيليكات الالمنيوم)] قادر على استحواذ الغاز، السائل.....الخ.

Adult Respiratory Distress Syndrome

متلازمة العسرة التنفسية عند الكهول

هي حالة من الفشل التنفسي الشديد والتي تُعزى لعدد من الاضطرابات المختلفة يشاهد فقدان في أكسجين الدم ويظهر عن طريق ازرقاق الجلد والتنفس السريع وكذلك معدل النبض.

وربما تحدث هذه المتلازمة نتيجة ضرر فيزيائي للرئتين: إما بسبب إنتان أو ارتكاس معاكس تالي للجراحة أو لعملية نقل الدم. وغالبا هو مميت.

رذاذ،حُلالة هوائية **Aerosol**

المزيج المعلق لجزيئات سائلة أو صلبة دقيقة في الهواء.

مبحث أسباب المرض **Aetiology or Etiology**

الدراسة العملية لأسباب المرض.

وارد، مورد، ناقل إلى المركز أو الداخل (ناقل نحو مركز عصبي) **Afferent**

مصطلح يعني: الأجزاء الداخلية للعضو.........الخ.

خصوصا الدماغ أو النخاع الشوكي على سبيل المثال: العصب الوارد، يشبه المورد.

داء المثقبيات الإفريقي **African Trypanosomiasis**

انظر فقرة : مرض النوم Sleeping Sickness

السُّخد والأغشية المطروحة من الرحم بعد الولادة (الخلاص) **Afterbirth**

كمية من الأنسجة التي تنفصل وتقذف من الرحم خلال المرحلة الثالثة للمخاض والتالية للولادة ويحتوي على المشيمة والحبل السُرِّي والأغشية.

آلام بعد الولادة، طَلَقٌ تلوي، الخوالف **Afterpains**

هي الآلام التي تلي الولادة وسببها التقلصات الرحمية التي تساعد على عودة الرحم إلى حجمه الطبيعي.

وربما يدل على أن هناك قطعة متبقية من المشيمة، تعمل عضلة الرحم على قذفها.

جسيم ضدي يشكل إحدى مكونات الضد **Agglutinin Agglutinogen**

راصة مولد الراصة

انظر فقرة : الزمر الدموية BLOOD GROUPS

شادّة **Agonist**

انظر فقرة: العضلة الثانية أو العاطفة FLEXOR

رُهاب الخلاء ـــ رهبة الفضاء **Agoraphobia**

خوف غير طبيعي للأماكن الشعبية (العامة) أو الأماكن المفتوحة.

مانح المني (المجهول) **AID**

انظر فقرة: التلقيح الصناعي ARTIFICIAL INSEMINATION

الإيدز ـــ متلازمة عوز المناعة المكتسب **Aids**

هو اللفظة لكلمة مركبة من الأحرف الأولى للجملة:

متلازمة عوز المناعة المكتسب **Acquired Immune Deficiency Syndrome**

ظهر في لوس أنجلس في الولايات المتحدة الأمريكية عام 1981

عزل العامل المسبب عام 1983 ليُعرف فيروس عوز المناعة البشري هو (H.I.V) وعبارة عن فيروس راجع Retrovirus وحيد الحمض الريبي النووي (RNA).

عُزل الفيروس في الدم وسوائل الجسم الأخرى والمني ومفرزات عنق الرحم الذي ينتقل رئيسيا عن طريق الممارسة الجنسية.

فيروس (HIV) يؤثر في اللمفاويات التائية للجهاز المناعي (انظر فقرة: المناعة Immunity) ويصبح المريض غير قادر على مقاومة الالتهابات والأورام المعنية التي تترافق خصوصا مع الإيدز.

يأخذ الإيدز وقتا طويلا ليترقى وتتطور هذه الالتهابات لكي تصبح مميتة.

وفي الوقت الحاضر لا يوجد معالجة معروفة للإيدز.

مانح المني (الشريك) **AIH**

انظر فقرة: التلقيح الصناعي ARTIFICIAL INSEMINATION

السدادة الهوائية **Air Embolism**

فقاعة من الهواء موجودة في الوعاء الدموي، تنطلق مترافقة مع الدم المتدفق من البطين الأيمن للقلب إلى خارج القلب.

يمكن دخول الفقاعة إلى الدوران بعد أي أذية أو الجراحة أو التسريب الوريدي.

الأعراض هي: ألم صدري وضيق في التنفس التي تقود إلى فشل قلبي أكيد.

طريق الهواء (الممر الهوائي) **Air Passages or Airway**

هي كل الفتحات والممرات التي يدخل من خلالها الهواء باتجاهه نحو الرئتين وهي: الأنف، البلعوم (الحلق)، الحنجرة، الرغامى، الأنابيب القصبية (الشعب والقصبات الهوائية والقصيبات).

وعند دخول الهواء عن طريق هذه المسالك يُنقى الهواء من الغبار ويُسخن ويُرطب قبل دخوله إلى الرئتين.

البهق **Albinism**

اضطراب وراثي بحيث يصبح لدينا نقص في الاصطباغ بالأماكن في الجلد والشعر والعينين.. والمسؤول عن هذا التصبغ هو القتامين.

أبهق **Albino**

الشخص المتأثر بالبهق الذي يملك شكلا نموذجيا ذا جلد وعينين بلون وردي وشعر أبيض.

سبب اللون الوردي هو لون الدم من الأوعية الدموية تحت الجلد التي تكون محجوبة عن الرؤية عند الانسان الطبيعي من خلال وجود تصبغ

الميلانين. أيضا يعاني الإنسان الأبهق من نقص الرؤية في العين وحساسية زائدة من أشعة الشمس الذي يصاب بالاحتراق بسهولة بحال تعرضه للشمس.

آح، زلال، آحين، ألبومين **Albumin**

بروتين قابل للذوبان في الماء، يتخثر عندما يُسخن ويوجد في المصورة (البلازما)، بياض البيض.....الخ.

القناة الغذائية أو الهضمية **Alimentary Canal**

هي الممرات التي يمر فيها الطعام من الأمام للخلف بدأ من الفم وتنتهي عند الشرج.

القُلاء **Alkalosis**

ارتفاع غير طبيعي في قلوية (درجة ph) الدم وسوائل الجسم وذلك لفشل الآلية التي تنظم توازن قاعدة الحمض في الجسم.

ربما ترتفع بسبب فقد الحموضة التالي للإقياء الطويل أو الكثير أو عند المريض المعالج من القرحة المعدية ووجود كمية كبيرة من القلويات.

القلاء التنفسي قد يرتفع أثناء التنفس العميق جدا في الجهد الفيزيائي الخارج عن السيطرة.

أعراض القلاء: التشنج العضلي والتعب (الإجهاد).

غرزة مغايرة **Allotransplant**

انظر فقرة: اغتراس ـــ غرس TRANSPLANTATION

أليل، مضاد، إحدى جنينين متضادي الصفات **Allele**

شكل من أشكال المورثات الموجود بمكان على الصبغي.

عادة يظهر على صبغيات مختلفة وهي مسؤولة عن صفات معينة لنمط الشخصية.

وعند سيطرة أليل على آخر يؤدي لتحديد النمط الظاهري للشخصية.

باعثة الاستهداف أو التجاوب، مادة تثير الحساسية   Allergen

أي مادة، عادة البروتينية، تسبب ارتكاس شديد الحساسية في شخص مُعرض لهذه المـادة التي تثير الحساسية.

هناك أنواع كثيرة من المواد التي تثير الحساسية وتسبب ارتكاسات في الأنسـجة المختلفـة ووظائف الجسم. جهاز التنفس والجلد غالبا الأكثر تأثرا.

الأليرجية ـــ الاستهداف   Allergy

حالة من فرط الحساسية عند تأثر شخص لمادة خاصة به تثير الحساسية لديـه. تعطي وتظهر صفة أو علامة مميزة عند الشخص كلما تعرض للمادة المحسسـة أمـا الشخص الـذي لا يتحسس من المادة تظهر لديه في مجرى الـدم الأجسـام الضـدية وتخرب المستضدات المعنيـة (مولدات الأليرجية)

في الشخص هذا التأثير يسبب بعض الأذية الخلوية وتحرر مواد معنيـة مثل الهيسـتامين وبرادي كيتين تأثير تحسسي لديه. تتظاهر الأليرجية بـ: التهاب الجلد، ارتفاع الحرارة، ربو، صفة شديد تعرف بالتآق (فرط الحساسية).

حاصّة، صلع   Alopecia

انظر فقرة الأصلع   BALDNESS

ألفافيتوبروتين   Alpha fetoprotein

نـوع مـن البروتـين يتشكل في الكبد والمعـي (المصران) عنـد الجنـين ويظهـر في السـائل الأمنيوسي والدم الامهي ويكون طبيعيا إن ظهر بكمية قليلة.

وبحالة التي يكون لدى الجنين قناة عصبية ظهرية بها خلل: (الشـق النخامي (الشـوكي)) واللادماغية (غياب الدماغ) هنا يرتفع المستوى بشكل عالي في الأشهر الستة الأولى للحمل.

أنظر فقرة: (بزل السّلى"سحب عينة من السائل الامينوسي للفحص")

Amniocentesis

Alpha Wave   موجة ألفا

انظر فقرة: مُخطط الدماغ الكهربائي

ELECTROENCE PHALOGRAM

Alternative Medicine or Complementary Medicine

الطب البديل أو الطب المتمم

أشكال من العلاج غير ذلك الموجود (الذي يمارس) شرقا وغربا.

تتضمن:* الوخز بالأبرة (المعالجة بالأبر)، المعالجة المِثْلِيّة (معالجة الـداء بإعطاء المصـاب جرعات صغيرة من دواء لو أعطي لشخص سليم لأحدث عنده مثل أعراض المرض المعالج).

* المعالجة عن طريق مساعدة الجسم على تصحيح أوضاعه ذاتيا.

* المعالجة الطبيعية.

* المعالجة بالإيمان.

* المعالجة بالأعشاب.

Alveolus (pl.Alveoli)   **سنخ، جمعها أسناخ**

جيب صغير أو تجويف له أشكال متعددة في نهاية القصيبات في الرئتين. يتم تغذية كـل سنخ عبر الأوعية الشعرية الغنية بتدفق الدم.

(انظر فقرة: الأوعية الشعرية CAPILLARY) والمبطنة بغشاء رطب حيـث يـتم تبـادل الغازات التنفسية: الأكسجين وثاني أكسيد الكربـون، وهـي تـزود سـطح هائـل لعمليـة تنفسية كافية.

مرض ألزهايمر **Alzheimer's disease**

هو السبب الأكثر شيوعا للخرف (عته) يُبتلى به في منتصف أو بآخر العمر. هو مرض تنكسي (ضموري) لقشرة المخ (الذي لا عناية به).

تتضمن الأعراض: فقد متقدم للذاكرة، الشلل، فقد للكلام.

السبب غير واضح لكنه موضوع بحث باستمرار.

الظهى، انقطاع أو عدم الطمث **Amenorrhoea**

هو انعدام الحيض، حالة طبيعية قبل البلوغ عند الأنثى وخلال الحمل وعند الإرضاع، والفترة التي تلي سن اليأس.

* انقطاع الطمث الأولي: الحالة التي تترافق مع عدم بدء فترات الطمث عند سن البلوغ وتحدث بوجود خلل صبغي (مثل متلازمة تورز) أو إذا كان هناك غياب أو فقد لبعض الأعضاء التناسلية. وتحدث عندما يكون هناك خلل أو انعدام توازن في إفراز الهرمونات.

* إنعدام الطمث الثانوي: هنا فترات تتوقف العادة الشهرية عندما ــ نكون بشكل طبيعي ــ متوقعين لها أن تستمر, لها أسباب متعددة تتضمن عوز الهرمون، خلل (تشوه) منطقة تحت المهاد، الضغوط (الشدة) البيئية والنفسية، خلال المجاعة: عصاب قلة الشهية، الكآبة.

الأمينات **Amines**

(مركب ينتج من إحلال مجموعة أو أكثر من مجموعات الأريل محل هيدروجين من النشادر)

مركبات تشكل طبيعيا وتبقى في الجسم ولها وظيفة هامة في أعمال وظائف متعددة إنها مشتقة من الأحماض الأمينية والأمونيا (النشادر) وتحوي بعض المواد مثل الأدرينالين والهيستامين.

الأحماض الأمينية **Amino Acids**

هي الناتج أو الحصيلة الأخيرة لهضم الأطعمة البروتينية وهي زمر البناء من الأطعمة.

كل عناصر البروتين المركبة تحتوي مجموعة كاربوكسي الحمض (COOH-) ومجموعة الأمينين NH2- الذين لهما اتصال مزدوج لنفس ذرة المجموعة.

بعض الأحماض الأمينية تصنع داخل الجسم بينما الأحماض الأمينية الأساسية يجب أخذها من مصادر بروتينية من الوجبات الطعامية.

فقد الذاكرة **Amnesia**

نقص في الذاكرة قد يكون جزئيا أو كليا.

* فقد الذاكرة المتقدم: هو فقد الذاكرة للأحداث الحديثة نتيجة لرض ما.

* فقد الذاكرة التراجعي: هو العجز عن تذكر الأحداث التي تسبق الرض.

* الأنماط الأخرى لفقد الذاكرة: هو عقب الإصابة (تالية للرض) والهيستريا، شخصيا ربما يكون لديه أكثر من نوع واحد.

بزلُ السَّلَى، (سحب عينة من السائل الامنيوسي للفحص) **Amniocentesis**

إجراء يتخذ لعينة من السائل الامنيوسي المحيط بالجنين.

تُغرز إبرة دقيقة من خلال الجدار البطني للأم ويثقب الكيس الأمنيوسي لكي يسيل كمية صغيرة من السائل.

يحوي السائل الأمنيوسي على ألفا فيتو بروتين وخلايا من المضغة (الكيس الجنيني) هنا يمكن كشف الاضطرابات المتنوعة مثل متلازمة

داوون، والشق النخاعي (الظهري) عـادة يجـري بـين الأسـبوع السـادس عشر والعشريـن مـن الحمل إذا توقعنا بأن الجنين غير طبيعي.

السّلى، الغشاء الداخلي المحيط بالجنين **Amnion**

ـ كيس غشائي لزج ليفي يُبطن الـرحم ويحـوي: الجنـين الـذي يطـوق بداخلـه محاطـا بالسائل الأمنيوسي.

ـ البرقع (غشاء يُغطى رأس المولود) هو قطعة الكيس الأمنيوسي.

تنظير السُّلى (الأمنيوس) **Amnioscopy**

إجراء يتم عن طريق إدخال آلة تنظير من خلال جدار بطـن الأم، ويـتم بواسـطة شـق أو عن طريق عنق الرحم لمشاهدة الجنين.

* تنظير السّلى (الأمنيوس) يستعمل إذا كان لإجراء يتم عن طريق شق بطني.

* منظار الجنين إذا كان الإجراء يتم من خلال عنق الرحم.

الحفرة الأمنيوتية (السلوية ـــ الأمنيوسية) **Amniotic cavity**

هـي حفـرة مملـوءة بالسـائل الأمنيـوسي ومغلقـة بواسـطة الغشـاء الأمنيـوسي وتحـيط بالجنين.

السائل الأمنيوسي **Amniotic fluid**

هو السائل الموجود في الحفرة الأمنيوتية، وهو سائل رائق يتكون بشكل أساسي مـن مـاء يُحتوى به الجنين وشحوم وبول من الجنين.

* بالبداية يتشكل من الأمنيوس ثم يكتمل حجمه بـالبول مـن كليتـي الجنـين لـه عميلـة دوران عن طرق بلعه من الجنين ثم يطرح بواسطة الكليتين عائدا إلى الحفرة.

* له وظيفة هامة جدا بحماية الجنين.

* يتحرر السائل المنيوسي عند تمزق الغشاء خلال المخاض.

شق السلى، تمزيق الأغشية الجنينية **Amniotomy**

تمزق صناعي للأغشية Artificial Rupture of Membranes (ARM)

تتم جراحيا بواسطة استعمال آلة تدعى Amnihook.

يتمزق الغشاء الأمنيوسي لكي يحث بداية المخاض.

أميب ـــ المتحول جمعها المتحولات **Amoebo (pl.Amoebae)**

حيوان مجهري لا فقاري يتألف من كتلة هلامية التي تمكنه من تغير حالته باستمرار.

يوجد في مياه الأنهار والبرك وأقنية الري وفي مياه البواليع, يتطفل على البشر والحيوانات ويسبب الزحار الأميبي وداء المتحولات.

الأميبية ـــ داء المتحولات **Amoebiasis**

التهاب معوي يحدث بسبب المتحول الأميبي.

الأمفيتامين **Amphetamines**

مجموعة من الأدوية تشبه كيميائيا الادرينالين ولها تأثير منبه على الجهاز العصبي المركزي، يؤثر في الجملة العصبية الودية ويسبب إحساسات من التيقظ العقلي ويشعر بأنه بوضع مريح جدا وشعور بزوال التعب.

* إنها تسبب الإدمان بشكل كبير, وخطيرة.

* استعمالاتها الطبية ـــ بشكل رئيسي ـــ في معالجة الاضطرابات العقلية عند الأطفال ومتلازمة فرط الحركية.

إنه يعمل على إجراء تحكم بالوضع بشكل جيد وصارم.

الأمبيسللين **Ampicillin**

نموذج شبه تركيبي من البنسيلينات يستعمل لمعاجة مختلف الالتهابات.

عادة يُعطى عن طريق الفم أو بالحقن.

أمبولة ـــ قارورة ـــ حبابة **Ampoula**

حوجلة (فقاعة) بلاستيكية أو زجاجة صغيرة معقمة أو مختومة.

عادة تحتوي جرعة واحدة من الدواء وتعطى عن طريق الحقن.

أمبولات ـــ مِجلات / مفردها أمبُولة ـــ مجل **Ampulla (sing Ampulla)**

انظر فقرة: (الزور ـــ الثدي) BREAST

بتر **Amputation**

قطع جراحي لأي جزء من الجسم.

عموما هو اجراء يفضل من أجل قطع (الذراع).

أميلاز ـــ خميرة نشوية **Amylase**

انظر فقرة: DIASTASE الدياستاز (خميرة تحوّل النشاء إلى سكر)

ENZYME الأنزيمات, PANCREAS البنكرياس

الستروئيد البنّاء (الكورتيزون) **Anabolic steroid**

هرمون تركيبي لجنس الذكورة (يشبه منشط الذكورة)

يستعمل لتعزيز نمو النسج عن طريق تعزيز نمو (إقامة) البروتين.

مثال: * لتنمية عضلة الجسم.

* تستعمل طبيا للمساعدة في تحسن الوزن بعد الأمراض المسببة لـلـهزال.

* وتعزيز النمو عند الأطفال عند بعض الأنماط المعينة للقزامة.

* يُستعمل في معالجة تخلخل العظام.

عند وجود بعض الأشخاص الذين لديهم بعض التأثيرات الجانبية له, يحذر استعماله وخصوصا عند الاستعمالات المديدة له.

هناك استعمال خاطئ له من الرياضيين.

بناء ـــ ابتناء **Anabolism**

انظر فقرة: * انتفاض CATABOLISM

*استقلاب ـــ استحالة METABOLISM

أنيميا ـــ فقر الدم **Anaemia**

تناقص في قدرة الدم على حمل الأكسجين بسبب نقص في عدد الكريات الحمراء أو في كمية الخضاب التي تحتويها.

* خضاب الدم هو الصباغ الموجود داخل الكريات الذي يرتبط بالأكسجين.

* هناك عدد من الأنماط المختلفة من فقر الدم وأسباب متنوعة له.

والمعالجة تعتمد على السبب الأساسي له (العامل المسبب).

التخدير ـــ (إبطال الحس بالبنج) **Anaesthesia**

نقص في الحس أو الشعور في كل أو جزء من الجسم.

وإن اعطاء جرعات من المخدر يتم انجاز الجراحة دون ألم.

انظر أيضا فقرة: * خدر الأم الجافية **EPIDURAL ANAESTHESIA**

* خدر النخاع الشوكي **SPINAL ANAESTHESIA**

المخدر **Anaesthetic**

مادة تعطي عند امتصاصها من الجسم فقد للحس في كل الجسم (التخدير العام) أو في جزء منه (التخدير الموضعي).

يحدث التخدير العام من فقد الشعور (الوعي) وعـادة يسـتعمل مجموعـة مـن الأدويـة لإنجاز العمل بشكل أمثل.

عمل هذه الأدوية لخفض الفعالية في الجملـة العصـبية المركزيـة وذلـك لاحتوائهـا تـأثيرا مسكنا ومرخي للعضلات تمكن انجاز الإجراءات الجراحية دون وعي للمريض.

التخدير الموضعي: يحصر نقل التيارات العصبية في المنطقة التي يطبق فيها وهكذا يـزول الشعر بالألم.

عموما يستخدم في التخدير الموضعي مادتا كوكائين و لينفوكائين.

ويستعمل التخدير الموضعي أيضا لـبعض الإجـراءات الجراحيـة غـير الخطـيرة ويسـتعمل أيضا في طب الأسنان.

أخصائي التخدير **Anaesthetist**

هو الطبيب المتخصص طبيا في إعطاء التخدير.

تسكين الألم ــــ لا ألم **Analgesia**

هي حالة من خفض رد الفعل إلى الألم ــ بـدون فقـد للـوعي ـــ يحـدث ذلـك بسـبب الأدويـة (التخدير) أو ربما تحدث مصادفة بسبب حالة مرضية أو ضرر للأعصاب.

مُسكن **Analgesic**

دواء أو مادة تعطى لتسكين الألم.

تختلف بالفعالية من حيث اللطف مثـل البـارا سـيتامول و الأسـبرين والقـوي جـدا مـثلا ببتيدين و المورفين.

الطور البنائي ـــ الطور الانفصالي **Anaphase**

انظر فقرة ــ انتصاف ـــ الانقسام المُنصف MEIOSIS

استهداف ـــ فرط الحساسية ـــ تآق **Anaphylaxis**

استجابة تظهر بالشخص مفرط الحساسية عندما تقابل مع مولد الضد في الشخص.

سببها تحرر الهيستامين في أنسجة الجسم تالية لردة الفعل ضد ـــ مولد الضد داخل الخلايا تسبب ردة فعل تحسسية مثل التأق الخفيف.

الصدمة التآقية نادرة جدا تلي حقن الأدوية أو اللقاحات أو وخزة النحلة وذلك بسبب فرط الحساسية عند الشخص بحيث تحرر الهيستامين منتشر وكبير في الجسم.

تتضمن الأعراض: صعوبات تنفسية حادة, وذمة, انخفاض في ضغط الدم , شرى حاد, قصور قلب.

وإذا لم يعالج الشخص بالأدرينالين وبسرعة فربما الموت هو الخطوة التالية.

التحول الراجع ـــ الارتداد **Anaplasia**

هي الحالة التي تصبح الخلايا والأنسجة اقل تمايزا وتعود للشكل البدئي.

هذه الحالة نموذجية في الأورام التي هي خبيثة وتنمو بسرعة كبيرة.

تفاغر ـــ تفاغم **Anastomosis**

1ـــ في الجراحة: دمج وضم الاثنين أو أكثر من الأقنية صناعيا هم بالأصل طبيعيا منفصلتين مثلا: بين اجزاء الأمعاء أو الأوعية الدموية.

2ـــ في التشريح: منطقة الوصل بين نهاية فروع الأوعية الدموية المتجاورة.

علم التشريح ـــ تشريح **Anatomy**

دراسة علمية لبنية جسم الكائنات البشرية والحيوانات.

الهرمون منشط الذكورة   Androgen

واحد من مجموعة الهرمونات المسؤولة عن تطور الأعضاء الجنسية والخصائص الجنسية الثانوية في الذكر.

منشط الذكورة هو هرمون ستروئيدي و أفضل مثال عليه (التستسترون) يمكن عزله بالدرجة الأولى في الذكر.

(انظر فقرة: الخصية   TESTICLE)

وقد يُنتج ولكن بكميات قليلة من الغدة النخامية والمبايض عند الإناث.

اللادماغية ــــ غيبة الدماغ   Anencephaly

حالة فشل في تطور الجنين, يسبب فقدان نصف كرة المخ (الدماغ) وبعض عظام الجمجمة.

إذا كان المخاض في الوقت الطبيعي للحمل يموت الوليد حالا بعد الولادة, يحدث الإجهاض العفوي في حدود 50٪ من الحمول المتأثرة بالحالة.

اللادماغية تترافق غالبا مع الشق النخاعي (الشوكي) وهو أكثر خلل تطوري شائع للجهاز العصبي المركزي.

يمكن كشف هذه الحالة خلال الحمل وذلك عن طريق قياس كمية وجود ألفا فيتو بروتين (داخل السائل الأمنيوسي).

(انظر فقرة: بزل السُّلى "السائل الأمنيوسي"   AMNIOCENTESIS)

اختلال الصيغة الصبغية   Aneuploidy

هي الحالة التي يكون فيها عدد من الشـذوذات للصبغيات تسبب في الخلايا تأثيرات شخصية.

يكون عدد الصبغيات أقل أو أكثر من العدد المضاعف الأحادي الصبغي وهي تصف المجموعة الكاملة المتوقعة طبيعيا.

وهي صفة مميزة لـ : متلازمة داوون ومتلازمة تورنر.

(انظر فقرة: سوي الصيغة الصبغية EUPLOID)

أم الدم **Aneurysm**

انتفاخ يشبه الورم في جدار الشريان بسبب ضعف أو ضرر في الشريان.

ربما تكون بسبب ضعف خلقي في الجدار العضلي للشريان كما هي في الحالة المشاهدة داخل الدماغ غالبا.

قد يكون الضرر بسبب الالتهابات خصوصا السفلسى (الافرنجي - الزهري) أو في الحالات الانحلالية (التفسخية), على سبيل المثال: تعصد الأوعية (العصيدة).

خناق ـــ ذبحة **Angina**

اختناق, ألم اختناقي, عادة يستعمل في الإشارة إلى الخناق الصدري الذي يُشعر به في الصدر, وسببه مصدر الدم غير الكافي إلى العضلة القلبية.

خلال التمارين تزداد الحاجة للدم (التي تزّود عن طريق الشرايين التاجية) والمصدر غير كاف بسبب تضرر الشرايين يسبب ألم صدري.

وربما تتضرر الشرايين بالعصيدة (تعصد الشرايين) وهي أكثر الأسباب شيوعا.

يعالج الخناق الصدري أولا بالأدوية وعندما تصبح الحالة أسوأ يحتاج لانجاز الجراحة المجازية للشريان التاجي.

التصوير الوعائي القلبي الظليل **Angiocardiograghy**

تقنية تصوير لفعالية القلب بأشعة X عن طريق حقن مادة ظليلة شعاعيا. الصورة الحاصلة من هذا التصوير تدعى (رسم القلب والأوعية الدموية).

تصوير الأوعية **Angiography**

تقنية لفحص الأوعية الدموية باستعمال أشعة X, تحقن مادة ظليلو شعاعيا أولا.

إذا كانت الأوعية الدموية المفحوصة شرايين: تدعى تصوير الشرايين الظليل.

وإذا كانت أوردة: تدعى تصوير الأوردة الظليل أو تصوير وريدي.

ورم وعائي **Angioma**

مجموعة الأوعية الدموية المتضخمة تندفع إلى داخل سطح الدماغ ربما يسبب الصرع وأحيانا ينفجر الوعاء ليسبب النزف تحت العنكبوت.

رأب وعائي ـــ تصنيع وعائي **Angioplasty**

طريقة جراحية تستعمل لتوسيع أو إعادة فتح وعاء دموي متضيق أو مسدود أو دسام قلبي.

تتم عن طريق إدخال بالون ثم ينفخ لإزالة الإنسداد.

التهاب وعائي **Angitis or vasculitis**

حالة التهاب جدار الأوعية الدموية الصغيرة, عادة بشكل قطعي.

النشاء الحيواني **Animal Starch**

(انظر فقرة: الغليكوجين ((النشاط الحيواني)) GLYCOGEN)

قهم ـــ قِلة الشهوة للطعام **Anorexia**

هي فقد الشهية، القهم العصبي هي اضطرابات نفسية عصبية. يشاهد بشكل شائع في النساء الشابات والفتيات اللواتي لديهن إحباط أو تخيل بشع لأنفسهن لأنهن أصبحن سمينات وتطور خوف أو إرهاب له علاقة بالبدانة وتصبحن غير قادرات على تناول الطعام.

يمكن أن تأخذ المصابة مسهلات وتعمل على إقياء نفسها وتجوّع حالها لكي تفقد وزنها.

الأعراض المرافقة تتضمن: انقطاع طمث ـ هبوط ضغط الدم ـ فقر الدم ـ وخطورة موت مفاجئ من أذية قلبية.

نقص الأكسجة **Anoxia**

هي الحالة التي لا تحصل فيها أنسجة الجسم على كمية كافية من الأكسجين ربما تحدث بسبب المرتفعات العالية (الضغط الجوي المنخفض), نقص كريات الدم الحمر أو مرض مثل ذات الرئة التي فيها كمية الأكسجين الواصلة إلى سطوح الرئة محدودة ولذلك إمكانية انتقالها إلى الدم تكون ناقصة.

مضاد الحموضة ـ مادة معدلة للحموضة **Antacid**

مادة تعدّل الحموضة، عادة لحمض الهايد وكلوريد (حمض كلور الماء) في العصارات الهاضمة للمعدة.

على سبيل المثال: بيكربونات الصوديوم.

الفعل المضاد **Antagonistic action**

هو العمل الذي تعمل من خلاله الأنظمة والعمليات ضد بعضها بعضا. وفعالية إحداها تنقص فعاليات الأخريات أو غيرها.

في هذا المجال ربما تتأثر عضلتان تقلصّ إحداهما يستوجب إسترخاء الأخرى كما في حركة أي طرف (انظر فقرة: العضلات الارادية VOLUNTARY MUSCLE)

بالإضافة أيضا للهرمونات والأدوية التي تعمل بشكل متضاد إطلاق إحداها يحدد تأثير الأخرى.

قبل الولادة **Antenatal**

حالة قبل الولادة، عيادات ترعى واقع المرأة الحامل قبل الولادة وتراقب صحة الأمهات والأطفال المقبلين على الحياة.

عوز الأكسجين قبل الولادة **Antepartum anoxia**

انظر فقرة: (معدل وفيات حوالي الولادة:PERINATAL MORTALITY)

أمامي **Anteroir**

تعبير يعني : الذي يقع بالاتجاه الأمامي أو على الأمام, عكس خلفي.

فُحام ـــ السُّحار الفحمي **Anthracosis**

انظر فقرة: (تغبّر الرئة PNEUMOCONIOSIS)

الجمرة الخبيثة **Anthrax**

مرض خمجي خطير موجود في الماشية والغنم ويمكن أن ينتقل إلى البشر عن طريق العصية B الجمرية (باشيللس). أبواغ العصية مقاومة للتخرب تستطيع البقاء قابلة للحياة لعدة سنوات. وإصابة الإنسان شائعة جدا عن طريق التعامل اليدوي مع الأنسجة المتلوثة من جلود وأصواف وعظام...

ربما يصاب الشخص عن طريق استنشاق الأبواغ أو دخولها عن طريق جرح في الجلد.

يزداد الخطر عندما تكون الجلود المخموجة جافة.

عندما تستنشق الأبواغ يأخذ المرض شكلين في الجسم البشري:

* عند تأثر الرئتين عن طريق استنشاق الأبواغ تسبب ذات الرئة (داء الصوافيين).

* أو إذا أصيب الجلد بالتهاب من خلال جرح تسبب البثرة الخبيثة (تقرح شديد).

مضاد الالتهاب **Antibiotic**

مادة تشتق من متعضي مجهري (كائن) تقتل أو تثبط تضاعف الكائنات المجهرية الأخرى، عادة البكتريا (الجراثيم) أو الفطور.

أمثلة: البنسلين ـ ستريبتوماسين.

أجسام ضدية **Antibodies**

مواد بروتينية من نمط الغلوبولين يتنج من الأنسجة اللمفية ويدور في الدم. ترتكس (تستجيب) مع تطابق مولدات الضد التي لها ويبطلها، يجعلها غير مؤذية.

تُنتج الأجسام الضدية ضد "مولدات ضد" متنوعة واسعة واستجابتها مسؤولة عن المناعة والتحسس (الاستهداف).

مانع التخثر (التجلط) **Anticoagulant**

دواء للتأخير أو لنزع حماية تجلط الدم.

مثال على ذلك: وارفارين والهيبارين.

يستعمل في معالجة الانسداد (الصمة) والتجلط (الخثار) لكي يمنع تجلط الدم في الأوعية.

مضاد الإختلاخ **Anticonvulsant**

دواء يستعمل لنقص خطورة النوبات الصرعية (الاختلاجات) أو لحمايتهم من حدوثها.

مضاد الاكتئاب **Antidepressant**

دواء يُعطى لتخفيف الكآبة وأعراضها المرافقة.

هرمونات مضاد الإبالة **Antidiuretic hormone**

انظر فقرة (مقبض الأوعية "هرمون نخامي" VASOPRESSIN)

ترياق **Antidote**

مادة تستعمل لإعاقة تأثير السم على الشخص.

مضاد القيء **Antiemetic**

دواء يؤخذ لمنع القيء (القلس).

يستعمل مثلا في: حالة مرض السفر والدوار (انظر فقرة: دوار الحركة MOTION SICKNESS).

مولد الضد **Antigen**

أي مادة تسبب بدخولها الجسم لتشكيل أو تكوين أجسام ضدية من الجسم ليبطل مفعولها.

هي غالبا مواد بروتينية وهي تلاحظ كجسم غريب يجتاح الجسم ويحث بواسطته على إنتاج الأجسام الضدية في مواجهتها.

انظر فقرة: * باعثة الاستهداف "التحسس" ALLERGEN

* الألرجية ALLERGY

* التآق ANAPHYLAXIS

المورثة ضد الناعور **Antihaemophilic factor**

انظر فقرة: (المورثة VIII ــ FACTOR VIII)

مضاد الهيستامين **Antihistamines**

أدوية تعيق تأثيرات تحرر الهيستامين في الجسم، لها استخدام واسع لمعالجة تأثيرات التحسس بأنواعها المتعددة.

بشكل شخصي لمعالجة حالات الجلد تؤخذ فمويا، ولها تأثير مسكن وعناية جيدة.

ضد الالتهاب | Anti-inflammatory

أي شيء يخفف الالتهاب.

إن الأدوية مضادات الالتهاب هي مضادات الهيستامين ومضادات الالتهاب غير الستيروئيدية (التي تستعمل خصوصا في معالجة الأمراض الرئوية).

مضادات الاستقلاب (الأيض) | Antimetabolite

واحد من مجموعة الأدوية المستعملة في معالجة بعض السرطانات.

حيث أنها تشبه مواد (مستقلبات) موجودة ضمن الخلايا.

مضادات الاستقلاب تتحد مع الأنزيمات التي تستعمل المستقلبات المهمة في نمو الخلية.

وبالتالي تنقص نمو الخلايا السرطانية. لكن أيضا لها تأثيرات جانبية مرافقة يمكن أن تكون شديدة.

التحوي المعاكس | Antiperistalsis

انظر فقرة: (التحوّ ــ المقبح   PERISTALSIS)

مانع العفونة ــ مانع الانتان ــ مطهر | Antiseptic

مادة تمنع نمو الأمراض التي تسببها بعض المتعضيات (الكائنات) مثل البكتريا (الجراثيم).

وهو يساعد الجلد لمنع الانتان وتنظيف الجروح.

مثال: ايودين ــ بنفسجي الحنطايان (البلورة).

مصل مضاد | Antiserum

عبارة عن مصل يُحضر غالبا من الأحصنة، إنها تحوي على تركيز عالٍ من الأجسام الضدية في مواجهة مولد الضد.

تُعطى حقنا لمنح المناعة في مواجهة الأمراض الشخصية أو الذيفان (السم)

Antitoxin   اللاتكسين ــ ضد الذيفان

انظر فقرة: (الذيفان "السم" TOXIN والذيفان المعطل المناعي TOXOID)

Antrum (pl.antra)   غاز ــ جيب، جمعها جيوب

حفرة أو تجويف طبيعي، بالانسان على سبيل المثال في العظم غار الخشاء (جيب الخشاء).

Anuria   انقطاع البول

فشل في الكليتين لتصفية البول الذي من الممكن أن يتسبب من الهبوط الشديد في ضغط الدم.

انقطاع البول نموذجي لزيادة تبولن الدم.

ديلزة الدم (ديال الدم) هنا ضرورية.

Anus   شرج

فتحة القناة الهضمية على النهاية السفلية على الجهة المعاكسة للفم والتي يخرج منها البراز.

الشرج في النهاية السفلى للأمعاء ويتم التحكم بفتحته بواسطة العضلتين المعصرتين الداخلية والخارجية.

Aorta   الأبهر

الشريان الرئيسي والكبير في الجسم، يخرج من البطين الأيسر للقلب حاملا الدم لكل مناطق الجسم.

كل الشرايين الأخرى للجسم تنشأ من الأبهر.

أبهري **Aortic**

شيء متعلق بالأبهر، على سبيل المثال: الصمّام الأبهري (الدسام)

تضيق الأبهر **Aortic Stenosis**

هي تضيق بفتحة الدسام الأبهري تُحدث انسداد تمنع تدفق الدم من البطين الأيسر إلى الأبهر.

أكثر الأسباب شيوعا لذلك هو توضع الكلس في الدسام مترافقا مع عصيدة أو أذية بسبب حمى رثوية سابقة، وقد تتطور هذه الحالة وراثيا.

هنا على عضلة البطين الأيسر العمل بشكل أصعب للمحافظة على تدفق الدم وبالتالي تصبح أثخن.

أعراض تضيق الأبهر تتضمن الخناق الصدري، لهاث, المعالجة جراحية وذلك بإستبدال الدسام.

علامة أبكار: لتحديد الوضع العام للوليد بعض الولادة **Apgar Score**

هي الطريقة لتقييم صحة الوليد مباشرة بعد الولادة ويمكن إجراؤه بدقيقة واحدة وخلال خمس الدقائق الأولى بعد الولادة.

الحبسة ــــ عدم النطق **Aphasia**

حالة من عدم النطق تحدث بسبب مرض أو أذية بأقسام الدماغ التي تدير الفعاليات المتضمنة صنع الكلام.

تحدث بسبب الخثرة أو الانسمام أو النزف من وعاء دموي في الدماغ كما في السكتات أو ورم.

ربما تكون عابرة إذا لم يتأذى استمرار تدفق الدم لكن يظهر تأذي قدرة الكلام مترافقة مع اضطرابات عقلية.

Aphonia
فقد الصوت ــ صمت

فقد الصوت بسبب مرض أو أذية في الحنجرة أو الفم أو الأعصاب التي تضبط عضلات
البلعوم أو بسبب الهستيريا.

Aplasia
اللاتنسج ــ تعطل أو توقف النمو

فشل كامل أو جزئي في التطور الصحيح لأي عضو أو نسيج.

Apnoea
انقطاع التنفس ــ اختناق

توقف مؤقت في التنفس يحدث في حالات مختلفة. أكثرها شيوعا في المولودين الجدد
يراقب الطفل بواسطة مونيتور يصدر إنذارا عند توقف تنفس الطفل.

Apocrine
غدة عرقية "مفرزة"

مصطلح آخر للغدة العرقية الموجودة في الأجزاء المشعرة من الجسم، والروائح المرافقة
للتعرق هي سبب الفعل البكتيري على العرق المنتج.

انظر فقرة "التعرق PERSPIRATION"

Apoplexy
السكتة ــ نزيف فجائي غزير

انظر فقرة: "السكتة STROKE"

Appendicectomy or Appendectomy
استئصال الزائدة الدودية

عملية جراحية لإزالة الزائدة الدودية

Appendicitis
التهاب الزائدة

التهاب للزائدة الدودية والذي يعتبر في شكله الحاد أكثر الحالات البطنية الطارئة شيوعا
في العالم الغربي. المعالجة جراحية باستئصالها وأكثر شيوعا في الشباب خلال ال20 سنة الأولى.

تتضمن الأعراض: ـ ألم بكني مبهم (متنقل حول المنطقة) قلة شهية، وهن عام، إسهال، وإن لم تعالج الزائدة الدودية ربما تصبح موقعا لخراج، أو غنغرينا، الذي قد يسبب التهاب الصفاق البريتوان وهذا ينجم عن انتشار المواد القيحية من الزائدة المنفجرة إلى التجويف البرتواني.

زائدة **Appendix**

أنبوبة بنهاية مسدودة تعتبر زائدة بأعضاء مختلفة داخل الجسم،عادة تطلق على الزائدة الدودية، التي تبلغ حوالي 9-10 سم طولا. تبرز من المصران الأعور للأمعاء الغليظة، ليس لها وظيفة معروفة ويمكن أن تصبح مكانا للإنتان عادة نتيجة الانسداد. (انظر فقرة: التهاب الزائدة APPENDICITIS).

الخلط المائي **Aqueous humour**

انظر فقرة: GLAUCOMA (العين والزرق).

حمض الآراشيدوبيك **Arachidonic**

انظر فقرة: ESSENTIAL FATTY ACID الحمض الدهني الأساسي.

الأصابع العنكبوتية **Arachnodactyly**

انظر فقرة: MARFAN SYNDROME متلازمة مارفان.

الأم العنكبوتية **Arachnoid mater**

غشاء يغلفه الدماغ والنخاع الشوكي, بين الأم الجافية والأم الحنون.

انظر أيضا فقرة: MENINGES السحايا.

قوس **Arch**

جزء أو هيئة من الجسم وهي منحنية. على سبيل المثال: قنطرة (قوس) التي تشكلت من عظام المشط والرصغ في االقدم.

(انظر فقرة: FLAT FOOT القدم المسطحة.)

فُرجة, حلقة ملونة (جمعها فُرج) **Areola ـــ (Pl -Areolae)**

فُرجة: (كالتي تكون حول النسيج الضام).

حلقة ملونة: (كالتي تكون حول حلمة الثدي) ملونة بالبني, تصبغ الحلقة حول حلمة الثدي.

الآرجنين **Arginine**

انظر فقرة:ESSENTIAL. AMINO. ACID الحمض الأميني الأساسي.

مختصر: تمزيق الأغشية الصناعي **ARM**

انظر فقرة: AMNIOTOMY شق الأغشية الجنينية: السُلى.

لا نظمية ـــ عدم الإنتظام **Arrhythmia**

اضطراب في التكرار الطبيعي لضربات القلب. ناظمة عمل القلب هي العقدة الجيبية الأذينية الموجودة في جدار الأذين الأيمن, التي بدورها يتم تنظيم عملها بواسطة الجهاز العصبي الذاتي.

النبضات الكهربائية التي تنتجها الناظمة تتحكم في سرعة وتناغم ضربات القلب

اللانظميات تَحدث عندما تضطرب هذه النبضات الكهربائية.

قطع الشريان (أو جزء منه) **Arteriectomy**

إزالة جراحية لجزء أو لكل الشريان.

تخطيط الشريان **Arteriogram**

هو تسجيل للنبضة الشريانية, التي تظهر على شكل موجة, يتم تسجيلها عن طريق شاشة منظار الذبذبة (المونيتور) أو على قطعة ورق بأساليب مختلفة.

تصوير الشرايين شعاعيا **Arteriography**

فحص لشرايين عن طريق الأشعة السينية (X) بعد حقن مادة ظليلة.

شُريين **Arteriole**

فرع صغير من الشرايين يسبق الوعاء الشعري.

رأب الشرايين ـــ تقويم الشرايين (جراحة) **Arterioplasty**

جراحة لإعادة بناء الشريان تُجرى خصوصا في معالجة أمهات الدم.

تصلب الشرايين **Arteriosclerosis**

مصطلح مبهم (عام) يوصف حالات تنكسية عديدة تصيب الشرايين.

(انظر فقرة: HYPERTENION, ATHEROSCLEROSIS, ATHEROMA).

تعصد الأوعية والتصلب العصيدي وفرط التوتر.

التهاب شرياني - التهاب الشريان **Arteritis**

هي: التهاب في الشريان.

شريان **Artery**

وعاء دموي يحمل الدم من القلب إلى خارجه, يتم حمل الدم المؤكسج (الدم القانىء) من الشرايين لكل الأجزاء في الجسم, بينما الشرايين الرئوية تحمل الدم غير المؤكسج القاتم من القلب إلى الرئتين.

تملك الشرايين جدرانا ثخينة ومرنة لتكون قادرة على التمدد والانقباض وتحوي أليافا عضلية ملساء.

هذه العضلة الملساء تحت سيطرة الجملة العصبية الودية.

التهاب المفصل ـــ رثية **Arthritis**

التهاب المفاصل أو العمود الفقري

الأعراض: ألم, تورم, تقييد الحركة, احمرار وحرارة موضعية في الجلد.

هناك أسباب مختلفة وعديدة للرثية: منها:

* الالتهاب المفصلي العظمي – الظّلاع.

* التهاب المفاصل الرثواني.

* السل.

* الحمة الرثوية.

الاعتلال المفصلي   **Arthropathy**

أي مرض أو اضطراب للمفصل

رأب المفصل ــــ تقويم المفصل (جراحة)   **Arthroplasty**

عملية اصلاح المفصل المصاب عن طريق بناء واحد جديد (غالبا يحوي مواد صناعية).

تلقيح صناعي   **Artificial insemination**

مجموعة من المني جمعت من المانح تدخل بواسطة أداة لداخل مهبل المرأة على أمـل أن تحمل.

قد يكون مصدر المني من زوجها أو مـن شريـك (AIH) أو من مـانح مجهـول (AID) يوضع بالقرب من وقت الإباضة.

عادة (AIH) يستعمل عندما يكون الشريك ضعيف جنسيا.

و (AID) يستعمل عندما يكون عقيم (الزوج أو الشريك).

التنفس الاصطناعي   **Artificial respiration**

هو اجراء إسعافي يُجرى عندما يتوقف التنفس الطبيعي كي تتهوى الرئتين صناعيا.

عادة يفضل عن طريق إنعاش فم لـ فم.

في المشفى عندما يكون الشخص مريضا وبشـكل خطـير غـير قـادر عـلى التـنفس بـدون مساعدة يتم مساعدته بالتنفس الاصطناعي عن طريق آلة تُعرف باسم المنفسة (المهواة).

الأسبيستوس **Asbestosis**

مرض في الرئتين يحدث عن طريق استنشاق غبار الإسبيستوس.

غبار الإسبيستوس يسبب تليف الرئة وهناك خطر جدّي للإصابة بـورم الظهـارة المتوسـط أو سرطان الرئة.

حمض الاسكوربيك **Ascorbic Acid**

انظر فقرة: (VITAMIN.C) فيتامين ث

اختناق (بسبب فقد الأكسجين) **Asphyxia**

حالة من الاختناق تحدث عندما يتوقف فيها التنفس ويفشل الأكسجين من الوصـول إلى الأنسجة والأعضاء.

وتحدث كنتيجة لـ الغرق والانحباس واستنشاق غازات سامة أو يكون نتيجة من انسـداد ممرات الهواء، بسبب دخول جسم أجنبي في الفتحة (على سبيل المثـال: قطعـة مـن اللحـم) أو تورم نتيجة لجرح أو التهاب.

Aspiration

الرشف ــــ السفط (سحب الغاز أو الدم أو الصديد من الجسم أو وعاء)

عملية سحب السوائل أو الغازات من فجوات في الجسم عن طريق المص.

الآلة المستعملة تسمى الممص (السفاط)

وهناك أنواع متنوعة من الطرق تعتمد على مكان الاستعمال.

الأسبرين **Aspirin**

نوع من الدواء استعماله واسع الانتشار، بالأصح تسمى حمض الأسيد ساليساليك .

يستعمل لتسكين الألم الحاد، على سبيل المثال: الصداع، الألم العصبي، وهو مساعد مع التهاب المفاصل الرثواني، ويستعمل لمقاومة الحمّى، وهو مفيد في وقاية التجلط الاكليلي (التاجي)

في الحساسية الشخصية ربما يسبب تهيج وتخريش ونزف في بطانة المعدة.

لا يفضل إعطاؤه للأطفال تحت عمر 12 سنة.

الجرعة الكبيرة (العالية) ربما تسبب دوارا وتشوشا عقليا محتملا.

الربو **Asthma**

حالة تُميز بسبب صعوبات تنفسية، بسبب تضيق الطرق الهوائية (الشعب) للرئة، ربما يحدث الربو في أي عُمر لكن عادة يبدأ باكرا في الطفولة هي استجابة شديدة الحساسية ربما تسبب من التعرض لمواد متنوعة تثير الحساسية أو التمارين أو الشدة أو الالتهابات.

من يعاني من الربو ربما لديه حالات أخرى مفرطة الحساسية مثل الأكزيما والحرارة العالية وربما تكون سائدة في العائلة.

المعالجة: عن طريق استعمال الأدوية لتوسيع الطرق الهوائية (موسعات الشُعب) وأيضا استنشاق الكورتيكوستيروئيد .

حرج البصر **Astigmatism**

خلل في الرؤية تؤدي لرؤية ضبابية ومشوهة، سببها تقوس غير طبيعي للقرنية وربما العدسة في العين.

رنح ـــ خلجان ـــ هزع ـــ اللاانتظام **Ataxia**

فقد التناسق في الأطراف بسبب اضطراب في الجهاز العصبي المركزي.

ربما بسبب مرض في الأعصاب الحسية (خلجان حسي) أو في المخيخ (خلجان مخيخي) الرجل المختلج يقوم بحركات غير ملائمة، ونقص السيطرة الدقيقة.

العصيدة ـــ تعصد الأوعية **Atheroma**

حالة تنكسية في الشرايين (انظر فقرة: ARTERY الشريان)

تتليف الطبقة المتوسطة والداخلية للجدران الشريانية وتتراكب الترسبات الشحمية (كولستيرول) على هذه المواقع مما يُضعف الدوران الدموي وقد تؤدي لبعض المشاكل مثل الذبحة الصدرية (خناق الصدر)، السكتة الدماغية، التهاب العضلة القلبية.

تترافق هذه الحالة مع من يعيش في الغرب: أعني نقص التمارين، التدخين، البدانة، إرتفاع كبير في تناول الشحوم الحيوانية.

التصلب العصيدي **Atherosclerosis**

تشابه (نفس) العصيدة، هو مرض تنكسي للشرايين (انظر فقرة ARTERY الشريان)

يترافق مع الترسبات الشحمية على الجدران الداخلية لتسبب ضعف في التدفق الدموي.

الكنع ـــ حركات تمعجية مستمرة في اليدين والقدمين **Athetosis**

انظر فقرة: (CEREBRAL PALSY) الشلل الدماغي.

سعفة القدم **Athlete's foot**

التهاب فطري في الجلد، يصيب الشخص بين الأباخس (أصابع القدم) في أكثر الأحيان سببها القوياء الحلقية.

Atlas

الفهقة

أول فقرة عنقية (الفقرة العنقية الأولى) من العمود الفقري، التي تتمفصـل مـع العظـم القفوي.

ATP(Adenosine Triphosphate)

ثالث فوسفات الأدينوسين

جزيء هام موجود في المتقدرة، يُصنع أو يقوّض لإنتاج الطاقة للقيام بعملية الاستقلاب.

Atrial

أذيني

مصطلح يستعمل لوصف أي شيء يُعبر عن الأذينة.

Atrial Septal defect

العيب الحاجزي الأذيني

انظر فقرة: MARFAN'S SYNDROME متلازمة مارفان.

Atrium (pl.Atria)

أذينة القلب (جمعها أذينات)

1ــ واحد من الجدارين الرقيقين للتجويف العلوي من القلب، التي تسـتقبل الـدم مـن الأوردة الرئيسية. تستقبل الأذينة اليمنى الـدم (عـديم الأكسـجين) مـن الوريـد الأجـوف (انظـر فقرة: VENA CAVA الوريد الأجـوف) وتـزود الأذينـة اليـسرى بالـدم المؤكسـج مـن الوريـد الرئوي.

2ــ التجويف في أجزاء أخرى متنوعة للجسم.

Atrophy

ضمور

فقدان جزء من الجسم بسبب نقص في استعمال أو السـفل (سـوء التغذيـة) أو كنتيجـة لتقدم في العمر.

يضمر المبيضين عند المرأة بعد سن اليأس، ويترافـق الضمور العضلـي مـع مـرض معـين. (انظر فقرة: POLIOMYELITIS شلل الأطفال).

أذني ـــ سمعي **Aural**

مصطلح يستعمل لوصف أي شيء يعبر من الأذن.

صوان الأذن ـــ الأذين **Auricle**

1ـــ القسم الخارجي من الأذن الظاهرة (حواف الأذن).

2ـــ شكل يشبه الأذن ملحقة بأذينة القلب.

الانطواء على الذات، الانكفاء، التوحد **Autism**

اضطراب عقلي شديد في الطفولة حيث يحدث فشل في التطور العاطفي وعدم القدرة على (الاتصال مع الآخرين) يحدث هناك مشاكل سلوكية مرافقة.

قد يكون سبب (الانطواء) أذية دماغية وعوامل وراثية.

يحدث لدى الأشخاص الانطوائيين نماذج(Stereo typed) السلوكية قد يكون الضعف في النواحي العقلية (الفكر أو الذكاء) وهم بحاجة لوقت طويل حتى يتعلموا ويتطوروا.

الأضداد الذاتية **Autoantibody**

عبارة عن ضد ينتجه الجسم بمواجهة أحد أنسجته، ويُظهِّر الأمراض المناعية الذاتية.

اوتوكلاف **Autoclave**

هي عبارة عن أداة لتعقيم الأدوات الجراحية والألبسة......الخ، عن طريق البخار وهي من أهم الطرق للتعقيم.

طعم ذاتي **Autograft**

هي عبارة عن طعم من الجلد أو نسيج مأخوذ من أحد أجزاء جسم الشخص ومنقول إلى منطقة أخرى من نفس الشخص، وبما أن الطعم ذاتي لذلك فهو لن يُرفض من قِبل الجهاز المناعي للجسم.

المرض المناعي الذاتي **Autoimmune disease**

عبارة عن واحد من عدة حالات ناتجة عن إنتاج أضداد من قِبل الجسـم والتـي تهـاجم أنسجة للجسم ذاته.

ولأسباب غير مفهومة بعد، يفقد الجهـاز المنـاعي قدرتـه عـلى التمييـز بـين الـذاتي وغـير الذاتي.

(انظر فقرة: Immunity - المناعة)

يعتبر المرض المناعي الذاتي مسؤولا عن اضطرابات عديدة من ضمنها فقر الدم الانحـلالي المكتسب.

المناعة الذاتية **Autoimmunity**

هو فشل الجهاز المناعي (انظر فقرة: immunity المناعة). بحيث ينتج الجسـم أضـدادا تهاجم مركبات أو مواد عائدة إلى الجسم نفسه.

انظر فقرة: * AUTOANTIBODY الأضداد الذاتية.

* AUTOIMMUNE DISEASE الأمراض المناعية الذاتية

الجهاز العصبي اللاارادي **Autonomic nervous system**

هو جزء من الجهاز المتحكم بوظائف الجسم المعزولة عن تحكم الوعي (اللاارادي)

مثال: ضربات القلب ــ بعض العضلات الملسـاء ـــ الغـدد, وهـي مقسـومة إلى الجهـاز العصبي الودي ونظير الودي.

تشريح الجثة أو فحص الجثة بعد الوفاة **Autopsy or post mortem**

وهو عبارة عن فحص وتشريح الجسد بعد الموت.

الزرع التعويضي الذاتي **Auto transphnt**

انظر فقرة: TRANSPLATATION.

افيدين **Avidin**

انظر فقرة: BIOTIN.

المحور العصبي **Axon**

امتداد طويل للخلية العصبية يشبه الإبرة ينتقل النبضات العصبية (السيالة) مـن جسـم الخلية. (انظر فقرة: MOTOR NEURON, NEURON)

B

Babinski reflex   منعكس بابنسكي

استجابة انعكاسية في القدم عند تنبيه أرض القدم، بحيث يتجه إبهام القدم نحو الأعـلى وبقية الأصابع تنزل للأسفل بشكل المروحة.

وهي طبيعية للرضع بعمر السنتين، ولكن غير طبيعية بعد ذلك.

Bacillus (pl. bacilli)   عصية (جمعها: عصيات)

1— جرثوم له مظهر العصية (انظر فقرة BACTERIA الجراثيم)

2— نوع من الجراثيم إيجابية الغرام

(انظر فقرة: تلوين الغرام GRAM'S STAIN) تتضمن البناثيرايكس Banthracis التي تسبب الجمرة الخبيثة.

Bacillus Calmette - Guérin Vaccine   لقاح كالمت ــ غيران

انظر فقرة: (لقاح ب.ث.ج BCG VACCINE).

Backache   ألم الظهر

ألم في الظهر حيث يختلف في الشدة والحدة والسبب.

كثير من ألم الظهر هو نتيجة لمشاكل بنيوية (هيكلية) / آلية. بما فيها الكسور، الشد العضلي أو الضغوطات على العصب.

أسباب أخرى: منها الأورام، أمراض العظام (مثل: تخلخل العظام)

تظهر للألم من القرحة أو الالتهابات، على سبيل المثال: التهاب الفقرات.

والمعالجة متنوعة وربما هي جراحية، وبالحرارة، والأمواج فـوق الصوتية، المعالجة الدوائية......الخ.

العمود الفقري   Backbone

انظر فقرة: العمود الفقري SPINAL COLUMN.

جراثيم (مفردها: جرثومة)   Bacteria(sing. Bacterium)

كائنات حية مفردة الخلية قادرة على القيام بكل عمليات بقاء الحياة.

يستعمل اختبار تلوين غرام للتمييز بين نمطين (إيجابي وسلبي الغرام).

وهناك تصنيف آخر يتميز بالمظاهر التالية:اللولبي، الحلزوني، العصيات (تشبه العصا)، كروي، مظهر الشَّوْلة (الضمة)، الملتوية التي تشبه اللولب.

الجراثيم هـي مفتـاح عمليـات الحلقـات الكيميائيـة(الكـاربون والأكسـجين والنتروجـين والكبريت).

مبيد الجراثيم   Bactericide

شيء مـا يقتـل الجرـاثيم، يستعمـل هـذا المصـطلح عنـد الإشـارة إلى الأدويـة ومضـادات العفونة.

علم الجراثيم   Bacteriology

هي علم دراسة الجراثيم.

ملتهم الجراثيم أو الآكل ــ الملتحم   Bacteriophage or phage

فيروس يهاجم البكتريا، يتضاعف الملتهم في الثوي (المضيف) الـذي أخـيرا ينقسـم ليحـرر ملتهمات جديدة.

هنـاك لكـل جرثـوم معـين ملـتهم خـاص. ووجـدت استعمـالاته في الهندسـة الجينيـة في الاستنساخ وعمليات صنعية أخرى.

الصلع **Baldness**

هو الفقد أو النضوب التدريجي لشعر الرأس، وهو بشكل كبير وراثي ويمكن أن يكون عرض لبعض الأمراض مثل: السفلس والوذمة المخاطية وفقر الدم والثعلبة: التي هي صلع بقعي بفروة الرأس وممكن أن تصيب مناطق أخرى من الجسم. يسبق الصلع غالبا ولسنوات عديدة الأكزيما الدهنية التي تسبب فقد قدرة جريب الشعرة على انتاج الشعرة في الدورة الطبيعية لاستبدالها.

نهز **Ballottement**

تقنية في جسم الإنسان على شكل هيئة تقوم (تطفو)، على سبيل المثال: الجنين. يتحرك بحركات تدفع بلطف ثم يرتد.

ضماد **Bandage**

مادة ضمادية أو قطعة قماشية تربط حول جزء من الجسم لتثبيت الضمادة في المكان أو تثبيت المفصل (ذراع أو قدم) أو المحافظة على الضغط بالشد.

باربيتورات (عقار منوّم) **Barbiturate**

عقار طبي له تأثيرات مخدرة، منومة، أو مسكنة.

تخفض ضغط الدم وحرارة الجسم وتثبط الجهاز العصبي المركزي والتنفس.

تحل المهدئات محل الباربيتورات لخفض التعود على الدواء (الإدمان)

كبريتات الباريوم **Barium Sulphate**

بودرة كيميائية تستعمل في فحوصات أشعة (X) لأنها مادة طبيعية غير نفوذة لأشعة (X)، تشكل ظل في أي حفرة تتوضع بها، تستعمل في فحص المعدة والأمعاء وتستعمل لتتبع مسار وجبة الطعام خلال الجهاز الهضمي.

Bartonellosis (carrion's diseade)   البارثولين, داء كاريون

انظر فقرة: (SANDFLY FEFAR حمى ذبابة الرمل)

Basal ganglion (pl Basal glanglia)

العقدة الأساسية (القاعدية) (جمعها العقد الأساسية)

المادة السنجابية على قاعدة المخ, التي تتشابك في التحكم اللاشعوري (الحركة الارادية).

B.cell   B. الكرية

انظر فقرة: LYMPHOCYTE الكريات البيضاء

BCGVaccine   لقاح السل (BCG)

Or Bacillus Calmette – Guérin Vaccine   لقاح كالمت – غيران

لقاح سمي بهذا الاسم بعد أن قام عالمان فرنسيان بالجراثيم بإنتاجه أول مرة عام 1908 يستعمل كلقاح ضد السل, عادة يعطى داخل الأدمة والمضاعفات نادرة.

ويجرى اختبار قبل التلقيح وذلك لكل ما يصون حديثي الولادة مما يظهر نتائج سلبية.

يعطى غالبا اللقاح لـ . أطفال المدارس بعمر 10 – 40 لأطفال إقليم آسيا (بسبب أن السل عالِ الحدوث في هذه المجموعة العرقية) وكذلك يعطى للعاملين الصحيين وآخرين.

BedSores or	**pressure Sores**	**or decubitus ulcers**	الناقبة
قرحات الفراش	قرحات الضغط	قرحات الاستلفاء	
(الاستلقاء)			

قرحة وتقريح جلدي تُسبب بواسطة الضغط المستمر الثابت على منطقة من الجسم، للملازم للسرير وخصوصا اللاوعي (المغمى عليه) المريض في حالة الخطر، وموضعهم يجب أن يُغير لتلطيف المناطق المنكبة.... الأعقاب، الأدراف، الأكواع، الخلفية السفلى.....الخ.

الإجراء الأفضل هو الوقاية، لأن الشفاء ربما يبطئ بسبب خفض المصدر الدموي.

شلل بل **Bell's palsy**

شلل في عضلات الوجه في جهة أو كلا جهتي الوجه، سببها الالتهاب أو الإنتان وربما تكون مؤقتة، أما الشلل الدائم ربما بسبب كسر قاعدة الجمجمة، السكتة الدماغية......الخ.

يسبب الشلل عجز لفتح وإغلاق العين أو عند الابتسامة أو إغلاق الفم في الجانب المصاب.

اندوفين ب **B Endorphin**

موقف للألم يتحرر من النخامي استجابة للألم والشدة.

تفقع الدم	**or Caisson disease**	**Compressed air illness**	**Bends or**
	داء الغوص	مرض ضغط الهواء	التحني (شلل الغوص)

حالة يمكن أن تصيب العاملون المعرضون لضغط عال في غرفة الغوص أو في الأعماق تحت المياه أو إذا صعدوا إلى السطح يسرعة.

ألم في المفاصل، صداع ودوار (مرض إزالة الضغط).

وربما يحدث شلل بسبب تشكل فقاعات نتروجينية في الدم والتي تتراكم في أقسام مختلفة من الجسم وربما تسبب الموت.

اختبار بينديكت **Benedict's test**

اختبار للسكري وانخفاض السكري، أضيف للعينة مجموعة محاليل: كبريتات النحاس، كربونات الصوديوم، وسيترات (ليمونات) الصوديوم.

يُغلى المحلول ويشار إلى نسبة السكر عن طريق ترسيب اللون الصدئي.

يستعمل الاختبار لكشف السكر في البول إذا اشتبه بالإصابة بالسكري.

حميد ــــ غير خطير **Benign**

مصطلح يستعمل ويكثر من ترديده للإشارة إلى الأورام، يعني غير مؤذ عكس الخبيث.

Benzhexol or Benzhexol hydrochloride or Trihexyphenidyl Hydrochloride

دواء يوصف في معالجة داء باركنسون

(انظر فقرة PARKINSONISM داء بارنكسون)

بينزوكائين **Benzocain**

مخدر موضعي يستعمل لتخفيف حالات آلام الجلد، من ضمنها حالات داخل الفم ويستعمل بأشكال مختلفة.

بينزوديازيبين **Benzodiazepines**

زمرة من الدواء تعمل كمهدئ (على سبيل المثال الديازيبام) ومنوّم (فلوريزيبام) ومضاد للاختلاج، يعتمد بعمله على بقاء التأثير.

حمض البنزويك **Benzoic acid**

مانع للعفونة يستعمل للمحافظة على مستحضر صيدلي معين ومواد غذائية. ويستعمل أيضا في معالجة الالتهابات الفطرية للجلد والتهابات الجهاز البولي.

بينزوئين **Benzoin**

مـادة راتنجيـة تسـتعمل في تحضـير مركبـات (مثـال: بلسـم الراهـب "صـبغة البنـزوئين المركبة").

وهي تستنشق في معالجة فاقدي الوعي، التهابات الشعب (القصبة)، الزكام...... الخ.

بينزوتياديزين **Benzothiadiazine**

مركب مدر للبول، يؤخذ فمويا، يسبب إعادة امتصاص ايونـات الصـوديوم والكلورايـد في الأنيبيبات الكلوية في الكلية.

تنقص ضغط الدم وتحسن الوذمة في قصور القلب.

بيروكسيد البنزوئيل **Benzoyl Peroxide**

عامل مضـاد للجـراثيم يسـتعمل كمبـيض في صـناعة الغـذاء وأيضـا كعـلاج للعـد (حـب الشباب).

بيري بيري **BeriBeri**

مرض يسبب التهاب في الأعصاب بسبب الحمية ــ النظام الغذائي ــ ناقص فيتـامين B1 (تيامين).

تسبب حمى، شلل، خفقان سريع وأحيانا فشل قلبي، تحدث رئيسيا في البلاد التي يعتـبر الرز الصقيل (المقشور) هو الوجبة الرئيسية.

وتظهر الأعراض المشابهة لبعض الناس الكحولين.

حاصرات بيتا **Beta-blocker**

دواء يستعمل لمعالجة خناق الصدر.

ينقص ضغط الدم المرتفع، ويدبر نظميات القلب الشاذة، يـتم حصر مسـتقبلات معينـة في الجهاز العصبي الودي، محدثة نقصا في فعالية القلب.

سجلت تأثيرات جانبية هي: تقلص وتضيق الممرات الهوائية (القصبات) ربمـا ـــ ولسـوء الحظ ـ يصيب بعض الأشخاص.

العضلة ذات الرأسين **Biceps**

عضلة تحوي رأسين.

على سبيل المثال: ذات الرأسين الموجودة بـأعلى الـذراع (ذات الرأسـين العضـدية) وذات الرأسين الموجودة خلف الفخذ (ذات الرأسين الفخذية).

صمام ذو شرفتين **Bicuspid Valve**

انظر فقرة: MITRAL VALVE الصمام التاجي.

انشعاب **Bifurcation**

فرع من...

مثلا: وعاء دموي تفرع إلى اثنين، أيضا الرغامى التي تشكل فرعين.

بيغوانيد **Biguanide**

مادة، تؤخذ فمويا، تخفض مستوى سكر الدم وتستخدم في معالجة الداء السكري

النتيجة خفض إنتاج الغلوكوز في الكبد.

الصفراء **Bile**

سائل لزج مر يُنـتج مـن الكبـد ويخـزن في كـيس الصـفراء، إنهـا محلـول الالكـالاين مـن الصفراء المالحة، صباغات، بعض الفلزات المملحـة والكلسـترول، التـي تسـاعد في هضـم الدسـم وامتصاص المواد الغذائية.

افراغ الصفراء داخل المعي يزداد بعد الطعام، ومن الكمية التي تفرز كل يوم (أكثر من لتر واحد)، الأغلب يعاد امتصاصه مع الطعام، يمر خلال الدم يدور راجعا إلى الكبد، إذا كان تدفق الصفراء داخل المعي محصور (مقيد)، يبقى داخل الجسم مما يسبب اليرقان.

قناة الصفراء **Bile duct**

قناة تحمل الصفراء من الكبد، تجتمع القناة الرئيسية، والقناة الكبدية مع القناة الكيسية من المرارة لتشكل القناة الصفراوية الجامعة التي تفرغ داخل المعي الصغير (الاثني عشري).

البلهارسيا **Bilharziasis**

انظر فقرة SCHISTOSOMIASIS المنشقات.

البيلروبين **Bilirubin**

واحد من أهم اثنين من أصبغة الصفراء، يتشكل أوليا من تحطم الهيموغلوبين من كريات الدم الحمراء.

البيلروبين لونه أصفر برتقالي بينما عندما يتأكسد من البلفردين يتحول إلى اللون الأخضر.

الشيء الرئيسي في إنتاج الصفراء اليومي هو في آخر الأمر طرحه ومنح اللون للبراز.

بيلفردين **Biliverdin**

انظر فقرة: JAUNDICE اليرقان

الروز الحيوي **Bioassay**

تقرير لفعالية أو قوة الدواء أو عبر مقارنة تأثيراته على عضويات حية مع تأثيرها على عينة شاهدة (مقارنة) ذات قوة معروفة.

الكيمياء الحيوية **Biochemistry**

دراسة الكيمياء للمواد والعمليات الحيوية في العضويات الحية. مثل هذه الدراسات تسهم في الفهم الكلي الشامل للإستقلاب الخلوي والأمراض وتأثيرها.

خزعة **Biopsy**

مساعد في التشخيص، عبارة عن استئصال جزء صغير من النسيج الحي من الجسم لفحصه تحت المجهر.

تعتبر هذه التقنية جزئيا مهمة في التفريق بين الأورام الحميدة والخبيثة.

يمكن إجراء الخزعة مع ثقب بإبرة داخل العضو المطلوب.

بيوتين **Biotin**

فيتامين B المركب الذي يتم اصطناعه من البكتريا في المعي.

يمكن أن يحدث عوز البيوتين فقط إذا تم تناول كميات كبيرة من زلال البيض لأن العنصر الموجود فيه (الأفيدين) "وهو بروتين آح البيض" يقيد البيوتين.

الوحمة **Birthmark or Naevus**

تكتل من الأوعية الدموية المتسعة تحدث تشوه في الجلد وتحدث عند الولادة.

ربما تحدث كبقعة حمراء نبيذية كبيرة، التي يمكن الآن معالجتها بالليزر.

أو تحدث علامة كالفراولة التي عموما تضمحل (تتلاشى) في أول الحياة.

حمى البول الأسود (تتميز ببول مدمى) **Blackwater fever**

حمى شديدة وأحيانا مميتة تحدث بسبب الملاريا.

مثانة **Bladder**

كيس من أنسجة عضلية وليفية تحتوي على مفرزات، وتستطيع أن تزيد أو تنقص سعتها.

تفرغ محتوياتها من خلال فتحة ضيقة.

انظر على سبيل المثال فقرة: GALL BLADDER المرارة

URINARY ARGANS الأعضاء البولية

العمى (فقد البصر) **Blindness**

تعني القابلية للرؤية، أي الحالة التي تصل إلى نقص تام من ملاحظة الرؤية (العمى الكلي) خلال درجات من ضعف الرؤية.

الأسباب الأكثر شيوعا للعمى: الزرق، الساد الشيخي، عوز فيتامين (A) (العمى الليلي) والداء السكري.

بثرة ــ قرحة **Blister**

حويصلة رقيقة على الجلد تحوي مادة مائية أو مصل.

الدم **Blood**

مزيج معلق في وسط سائل هو بلازمة الدم تحتوي خلايا دم حمراء (الكريات الحمر) وخلايا دم بيضاء (الكريات البيض) والصفيحات (وهي خلايا صغيرة قرصية محدبة، عملها يتعلق بتخثر الدم)

يؤمن الدوران الدموي في الجسم الآلية لنقل المواد، تتضمن أعماله:

1ـ حمل الدم المؤكسج من القلب إلى كل الأنسجة عبر الشرايين، بينما الأوردة تعيد الدم غير المؤكسج للقلب.

2ـ حَمل الأغذية بعناصرها الأساسية، (على سبيل المثال: الغلوكوز ـ الدسم ـ الحموض الأمينية) إلى كل أجزاء الجسم.

3ـ إزالة الفضلات الناتجة عن الاستقلاب مثل: الأمونيا ـ ثان أكسيد الكربون وحملها إلى الكبد حيث يتم إنتاج البولة ثم نقلها عن طريق الدم إلى الكليتين لطرحها.

4ـ حمل جزيئات هامة مثل الهرمونات إلى خلاياها المتخصصة.

تنتج كريات الدم الحمراء في نقي العظم وهي عبارة عن أقراص تحوي هيموغلوبين بينما البيضاء تتنوع في الشكل وتنتج في نقي العظام والأنسجة اللمفاوية، تتكون البلازما من ماء ـ بروتين ـ كهرليات وتشكل تقريبا نصف حجم الدم.

الخثرة الدموية **Blood Clot**

عبارة عن كتلة قاسية من صفيحات الدم، كريات دم حمراء محتجزة (معلقة)، ليفيين.

تتقبض الأوعية الدموية بعد أذية النسيج وتكوّن سدة لإغلاق منطقة الأذية وتَشَكلُ السدادة يبدأ عن طريق تحرير أنزيم من الأوعية الدموية المتأذية والصفيحات.

Blood Count or Complete blood Count (CBC)

تعداد الدم أو تعداد الدم الكامل

هو عبارة عن تعداد لعدد الكريات البيض والحمر في وحدة حجم من الدم، يُمكن إجراؤه يدويا أو عن طريق استعمال المجهر أو الكترونيا.

الزمر الدموية Blood Groups

تقسّم البشر إلى أربع مجموعات رئيسية، تعتمد على وجود مستضد على سطح كريات الدم الحمراء، التفاعل المميز لهذا التصنيف يعتمد على تراص مصل دم أحد الأشخاص على كريات دم حمراء لشخص آخر.

المستضدات تُعرف بمولد الراصات تتفاعل مع الأضداد (الراصات) في المصل.

هناك نوعان من مولدات الراصات تعرف بـ A و B وراصتين تعرفان بـ anti B (ضدB) و anti A (ضد A) وهذا يؤدي إلى تكون أربع زمر:

كريات بدون مولدة راصة الزمرة (O)، مع (A)، مع (B)، مع (A,B وبالتالي الزمرة AB) الزمر الراصة تتطابق مع مولدات الراصات.

بالتالي الشخص المالك لزمرة دم B لديه في مصله ضدA (anti A) في دمه / أو دمها.

من المهم مطابقة الزمر الدموية من أجل نقل الدم لأن عدم التطابق سيؤدي إلى تخثر الدم.

عامل الريزوس أو عامل (Rh) هو عبارة عن مستضد آخر (تسمية أتت نسبة إلى قرد الريزوس الذي لديه نفس المستضد).

من لديهم عامل (Rh)يكون إيجابيا (+Rh) ومن ليس لديهم عامل (Rh) يكون سلبيا (-Rh)، حوالي 85 ٪ من الأشخاص لديهم (+Rh).

إذا تلقى مريض أو شخص لديه (-Rh) دم زمرته (+Rh) سيحدث انحلال للدم أو إذا تعرض جنين لديه (+Rh) لأضداد من الأم (Rh ــ) عندها سيحدث انحلال دم في الجنين والوليد وهذا سيؤدي إلى ولادة ميتة (Stillbirth) أو يرقان الوليد لذلك من الضروري فحص دم المرأة الحامل.

تسمم الدم **Blood Poisoning**

انظر فقرة (SEPTICAEMIA تجرثم الدم)

ضغط الدم **Blood Pressure**

الضغط للدم في القلب والأوعية الدموية في جهاز الدوران، أيضا ينبغي أن يطبق إجراء الضغط على الشريان وذلك أسفل منطقة الضغط لإيقاف النبضان

يرتفع ضغط الدم بذروة عند دقة القلب (الانقباضي) وينخفض بينهما (الانبساطي)، يعادل الضغط الانقباضي في البالغين صغار السن لـ 120 ملم زئبقي تقريبا و (70 ملم زئبقي في الانبساطي).

يعتمد ضغط الدم أيضا على قساوة وثخانة جدر الأوعية، يميل ضغط الدم إلى الارتفاع مع زيادة العمر بسبب ثخانة الشرايين وقساوتها. يمكن أن يرتفع ضغط الدم بشكل عابر بعد التعرض للبرد ويمكن أن يكون بشكل دائم بسبب آفة بالكلية واضطرابات جسمية أخرى.

يمكن أن يُحدث ضغط دم منخفض عن طريق حمّام ساخن أو بسبب التعب.

الآلة المستعملة لقياس ضغط الدم تسمى (مقياس ضغط الدم [Sphygmomanometer]).

سكر الدم **Blood Sugar**

هو تركيز الغلوكوز في الدم، طبيعيا تكون القيم هي 3.5 ـ 5.5 ميلي مول/ ليتر.

انظر أيضا فقرة: نقص سكر الدم: Hypoglycaemia

ارتفاع سكر الدم: Hyperglycaemia

نقل الدم **Blood Transfusion**

هو نقل الدم بدلا من الدم المفقود بسبب أذية، جراحة.... الخ.

ربما يُعطى إلى المريض كل الدم أو جزء أساسي منه على سبيل المثال رزمة كريات حمر (فصل كريات الدم الحمراء من البلازما واستعمالها يُبطل الانيميا ويُحسن وضع الهيموغلوبين).

يجب أن يتماثل الدم القادم من المانحين لدم المتلقين من حيث زمرة الدم والهيموغلوبين.

يجب أن يخزن دم المانح لثلاثة أسابيع فقط لاستعماله إذا تم حفظه بدرجات قليلة فوق درجة التجمد.

بعد هذا الوقت تصبح الصفيحات والكريات البيض وبعض الكريات الحمراء غير قابلة للحياة.

يمكن أيضا أن يُنقل البلازما والمصل. ويمكن أيضا تخزين البلازما بشكلها الجاف لمدة أطول تصل إلى خمس سنوات.

الوعاء الدموي **Blood Vessel**

عبارة عن الأوردة والشرايين وفروعهم الأصغر الوريدات والشُريينات التي يُحمل من خلالها الدم من وإلى القلب.

الوليد الأزرق **Blue Baby**

الحالة التي يُولد بها الجنين مزرق البشرة لوجود تشوه خلقي في القلب بسبب عدم ذهاب الدم غير المؤكسج عبر الرئتين ليصبح مؤكسجا لكنه يضخ حول الجسم.

تفضل الجراحة عادة لتصحيح الحالة.

بثرة ـــ حبة أو خراج ـــ دُمل **Boil or furuncle**

التهاب في الجلد ـــ في جريب أو غدة الشعرة ـــ ينتبج ويتقيح.

سبب الالتهاب غالبا جرثومة ستافيلوكوكس، والشفاء سريع غالبا بعد تحرير التقيح أو أخذ مضادات الالتهاب.

وعند الحدوث المتكرر للخراجات يجب التحري غالبا عن السبب لضمان أن المريض لا يعاني من الداء السكري.

قرص ـــ مُضغة **Bolus**

* قطعة من الطعام جاهزة للبلع

* حبة دواء كبيرة

* طريقة من الدواء المُعطى بكمية قليلة محقونة مباشرة داخل العضو حيث المطلوب تركيز أعظمي.

ارتباط **Bonding**

توافق موجود بين الجنين ووالديه، تحديدا أمه.

العوامل مثل اتصال العين للعين، تنفس الأنوف .....الخ. هي جزء من هذه العمليات.

العظم **Bone**

نسيج ضام قاسي يشكل مع الغضروف الهيكل العظمي.

تحوي العظام منشأ ألياف الكولاجين والأملاح العظمية (بلورات فوسفات الكالسيوم أو هيدروكسي أباتيد)، التي تتطلبه خلايا العظام، خلايا التعظم (البانية للعظم والخلايا العظمية) تشكل الخلايا العظمية المنشأ.

هناك نمطان للعظم:

1ـــ مدمج أو كثيف، تشكل القصبة (الجزء الرئيسي) للعظام الطويلة.

2ـ الاسفنجي أو المسامي: التي تشكل داخل ونهايات العظام الطويلة والعظام القصيرة.

إن العظم الكثيف أنبوب قاسي مُغطى بالسمحاق ويطوق نقي العظم وتحوي أقنية دقيقة كثيرة حوله التي تشكل العظم في الصفيحة المستديرة

(انظر فقرة: أقنية هافيرسان HAVERSIAN CANALS)

(انظر أيضا فقرة: الجمجمة SKULL)

أمراض العظم **Bone Diseases**

انظر فقرة: * التهاب العظم والنقي OSTEOMYELITIS

* التهاب العظم والغضروف OSTEOCHONRITIS

*الورم العظمي OSTEOSARCOMA

*(السَّفَل الغضروفي الجنيني) نقص التعظم الغضروفي ACHONDROPLASIA

نقي العظم **Bone marrow**

أنسجة رخوة موجودة في فراغات العظام في الحيوانات الفتية، كل نقي العظام والنقي الأحمر ينتج الخلايا الدموية، أما في الحيوانات المتقدمة بالسن يستبدل النقي في العظام الطويلة بالنقي الأصفر حيث يحتوي كمية كبيرة من الدسم ولا تنتج الخلايا الدموية.

في الحيوانات الناضجة، يوجد النقي الأحمر في الضلوع، والقص، والفقارات، ونهايات العظام الطويلة (على سبيل المثال: عظم الفخذ)

يحتوي النقي الأحمر نسيج النقيي (شبيه بالنقي) مع الحمراوية (خلية منواة في مخ العظم) حيث تتطور كريات الدم الحمراء.

أيضا تتشكل الكريات البيضاء مـن النسـيج النِقيـي (مـخ العظـم) وهـي تعطـي ارتفـاع لأنماط الكريات الأخرى.

تسمم **Botulism**

يعتبر أكثر نمـط خطـير مـن تسـمم الأطعمـة، سـببه جرثومـة لا هوائيـة هـي المطثيـات البوتيلزم (الوشيقية) توجد الجرثومة في بيئة معدومة الأكسجين على سـبيل المثـال: في الأطعمـة الملوثة في الزجاجات أو صفائح (تنك).

خلال نموها تحرر التوكسين الذي يعتـبر الجـزء الأسـاسي الـذي يهـاجم الجهـاز العصـبي. لديها جرعة قاتلة صغيرة جدا.

وتبدأ الأعراض بـ: جفـاف الفـم، إمسـاك، تشـوش رؤيـة، وتسـوء إلى ضـعف عضـلي قـد يحدث الموت بسبب شلل العضلات بما فيها العضلات التنفسية.

Bovine Spongiform Encephalopathy (BSC)

اعتلال الدماغ اسفنجي الشكل لبوفاين

مرض في الماشية ومثبت أنه مميت. وإنه يشبه السكرابي (داء عصبي مميـت في الأغنـام) في الخروف.

وكرتيزفليد ـــ جاكوب في البشر.

أمعاء **Bowel**

المعي الكبير

تقوس الساقين **Bow Legs or genu Varum**

تشوه يصيب الساقين وتقوس نحو الخارج يحدث فجوة بين الركبتين عند الوقوف.

ربما تظهر لبعض درجات للأطفال الصغار لكـن تسـتمر إلى فـترة البلـوغ أو عنـد تكونـه (حدوثه) المتأخر بسبب النمو غير الطبيعي للغدة الصنوبرية.

كبسولة بومان **Bowman's Capsule**

انظر فقرة: Kidney الكلية

ذراعي ــ عضدي **Brachial**

مصطلح يستخدم لوصف الطرف العلوي، مثل الشريان العضدي..... الخ.

جذع رأسي عضدي **Brachiocephalic trunk**

انظر فقرة: الشريان اللااسمي (لا اسم له) INNOMINATE ARTERY

بطء القلب **Bradycardia**

بطء في ضربات القلب والنبض أدنى من 60 بالدقيقة.

الباردياكينسيا **Bradykinesia**

حالة توصف بحركة بطيئة غير طبيعية للجسم والأطراف وبطء في الحركة ربما يسبب من البركنسية (الشلل الرعاشي).

برادي كينين **Brady Kinin**

عديد البيتيد (بولي بيتيد) تؤخذ من بروتينات البلازما التي تسبب تقبض العضلات الملساء.

وهو أيضا موسع قوي للأوردة والشرايين.

الدماغ **Brain**

جزء من الجهاز العصبي المركزي يوجد داخل الجمجمة ويرتبط بواسطة النخاع الشوكي لباقي الجهاز العصبي.

يُفسر الدماغ المعلومات الواصلة إليه من الأعضاء الحسية ويصدر المعلومات إلى التحكم بالعضلات.

يشمل الدماغ مناطق متميزة:

المخ، المخيخ، ألياف عصبية (جسر)، البصلة السيسائية والدماغ الأوسط.

تشكل المادة السنجابية والمادة البيضاء الدماغ في تراتيب مختلفة وتزود المادة السنجابية شبكة كثيفة من الأوعية الدموية وكلاهما الأوعية الدموية والخلايا العصبية تدعمان من قبل شبكة الألياف والنسيج الضام العصبي.

معدل وزن دماغ الأنثى 1.25 كغ، والذكر 1.4 كغ، والحجم الأعظمي يحدث بعمر (20 سنة) ثم يتناقص تدريجيا.

ينفصل الدماغ عن الجمجمة بثلاث أغشية (السحايا) وبين كل زوج من الطبقات سائل يملأ الفراغ لحماية الدماغ.

هناك اثنا عشر عصبا تصل إلى الدماغ بشكل رئيسي بمنطقة جذع الدماغ وأربعة شرايين تحمل الدم إلى الدماغ، ووريدان تفرغ في الجزء المركزي وأوعية صغيرة عديدة تنفتح إلى الجيب الوريدي تتصل مع الوريد الوداجي الباطن.

موت الدماغ **Brain death**

انظر فقرة موت جذع الدماغ BRAIN - STEM DEATH

أمراض الدماغ **Brain diseases**

كثير من الأمراض الدماغية يُشار إليه كـ خلل في التواصل

على سبيل المثال: فقد الاحساس أو تغير في السلوك

انظر فقرة: بالنسبة للأمراض الأخرى: * الحبسة (فقد الكلام): APHASIA

* الصدمة ـــ الارتجاج المخي: CONCUSSION

* الصرع: EPILEPSY

* استسقاء الرأس: HYDROCEPHALUS

* التهاب السحايا: MENINGITIS

موت جذع الدماغ أو موت الدماغ **Brain - Stem death or brain death**

فقدان مستمر ودائم للانعكاسات الحيوية الإرادية في جذع الدماغ (التنفس، استجابات بؤبؤية ....الخ).

تنجز الاختبارات من أطباء مستقلين وتعاد بعد فترات. قبل إثبات الموت رسميا.

هنا ربما يتم أخذ الأعضاء لزراعتها بعد أخذ الموافقات المناسبة.

ثدي ـــ صدر المرأة **Breast**

غدة ثديية تنتج الحليب، يملك كل ثدي عددا من حجيرات مع فصيصات محاطة بأنسجة دهنية وألياف عضلية.

يتشكل الحليب في تجمعات الفصيصات في الأنابيب الفرعية أو الأقنية التي تشكل معا الأقنية الناقلة للحليب (اللبن)

قرب الحلمة تشكل الأقنية مِجل (خزانات صغيرة) تفرز من خلال الحلمة.

عظم الصدر (القص) **Breastbone**

انظر فقرة: STERNUM عظم القفص.

سرطان الثدي **Breast Cancer**

سرطان نسيج ضام أو سرطان بشروي هو أكثر سرطان شيوعا في النساء.

هو قليل الحدوث في البلدان التي تعتمد على الإرضاع الوالدي وتناول كمية قليلة من الدهون الحيوانية.

العلامـة الأولى أو البـاكرة كتلـة في الثدي أو الإبـط (الكشـف المتأخر يحـدث بواسـطة الانتشار إلى الخلايا اللمفاوية).

الورم المتوضع ربما يستأصل جراحيا بالإضافة إلى كـون المعالجـة الشـعاعية والكيميائيـة والهرمونية تشكل جزءا من المعالجة.

إجراءات فحص الثدي تتم بشكل هام جدا من أجل كشف سرطان الثدي بـأبكر وقت ممكن, إضافة على الفحص الذاتي.

هناك برامج رسمية للفحص.

يحدث اللـهاث أساسيا بسبب أي حالة تقلل أكسجين الـدم محدثة فرط تـنفس لأخذ مزيد من الهواء، أسبابها عديدة تتراوح من مرض أو حالة رئوية (ذات رئة ــ حمى رئويـة ــ التهاب قصبات) إلى حالات قلبية وكذلك البدانة.

في الأطفال: من الأسباب ضيق الطرق التنفسية كما في الربو.

Breech presentation   المجيء المقعدي

وضع الطفـل في الـرحم بحيـث سيولد مقعده أولا بينما يكون رأسـه أولا في الـولادة الاعتيادية، وفي هذه الحالة يكون الولد والأم في خطر.

Brittle bone disease   داء العظم الهش

انظر فقرة: OSTEOGENESIS IMPERFECTA تكون العظم الناقص

Bronchi (sing. Bronchus)   قصبات ــ(مفردها: قصبة)

ممرات الهواء المدعّمة بحلقات غضروفية، تتفرع مـن الرغامى إلى قصبتين وتتفرع إلى قصبات أبعد.

القصبتان الرئيسيتان تنقسمان لتشكل خمسة فصوص قصبية، ثـم عشرين فصا قصبي وهكذا دواليك.

شُعبي ــ قُصبي **Bronchial**

تعبير يستعمل لوصف القصيبات ــ القصبات.

توسع القصبات **Bronchiectosis**

انظر فقرة: ليافُ كيسي CYSTIC FIBROSIS

شُعيبات ـــ قصيبات **Bronchioles**

أنابيب رفيعة جدا هـي تفرعـات القصبات. تنتهـي القصـيبات في الأسـناخ (انظـر فقـرة ALVEOLES سنخ) حيث يتم تبادل أكسيد الكربون والأكسجين.

التهاب القصبات **Bronchitis**

التهاب في القصبات، يحدث في شكلين حاد ومزمن.

تسبب الفيروسات والجراثيم الشكل الحاد وتُظهر أوليا أعراض البرد الشائع لكـن يتطـور مع ألم ـ سعال ــ أزيز، آلام: صدرية وفي الحنجرة، ومنتجات قيحية ومخاطية إذا انتشر الإنتـان إلى القُصيبات (التهاب القُصيبات) والنتائج أكثر خطورة. كأن الجسم قد حُرم من الأكسجين.

تستطيع مضادات الالتهاب والمقشعات تخفيف الأعراض...

يُحدد التهاب القصبات المزمن بالانتاج المفرط للمخاط وربما يكون بسبب تكرار الشـكل الحاد.

إنه سبب شـائع للمـوت في الكهولـة، وهنـاك معـالم متعـددة للنتـائج المبـاشرة أسـبابها: التدخين المفرط للسجائر، البرد، المناخ الرطب، البدانة، الانتانات التنفسية.

ربما يحدث ضرر القصبات والاختلاطات الأخرى، مرتفعة إلى لهاث متواصل.

موسع قصبي **Bronchodilator**

دواء يستعمل لإرخاء العضلات الملساء للقُصيبات فيزداد قطرها وتزود الهواء للرئتين، تستعمل لمعالجة الربو.

ذات الرئة القصبية ــــ التهاب القصبات والرئة **Bronchopneumonia**

انظر فقرة: PNEUMONIA ذات الرئة

الشحم البني **Brown Fat**

انظر فقرة: ADIPOSE TISSUE النسيج الشحمي

داء البروسيلا ــــ حمى المكورات المالطية **Brucellosis**

هو مرض حيوانات المزرعة (خنزير، الماشية، ماعز) تُسبب من عضويات عضوية سلبية الغرام، البروسيلا (انظر فقرة: GRAM'S STAIN تلوين غرام).

يمكن أن تنتقل إلى الإنسان عن طريق التماس مع الحيوان المصاب أو شرب مشتقات الحليب أو الحليب غير المعالج.

يؤدي المرض في الماشية إلى الإجهاض لكن عند الإنسان يتصف بحمى، زيادة اللعاب آلام مفصلية، آلام ظهرية، صداع.

كدمة **Bruise**

رض، نزف للدم في النسيج تحت الجلد دون وجود جرح مفتوح. في الحالات البسيطة تتمزق الأوعية الدقيقة ويتوضع الدم في المنطقة المتوسطة.

الأذية الأكبر تترافق مع وذمة.

مختصر لـ اعتلال دماغي اسفنجي بقري **BSE**

اعتلال دماغ Encephalopathy ، اسفنجي Spongiform، بقري Borine

الطاعون الدبلي **Bubonic Plague**

انظر فقرة: PLAGUE الطاعون

الدارئة **Buffer**

مركب كيميائي يضاف إلى محلول لتخفيف تغيرات الحموضة.

فموي ــ وجني **Buccal**

مصطلح يستعمل عموما لما يتعلق بالفم، خصوصا باطن الخد أو اللثة المجاورة للخد

الشره المرضي **Bulimia**

النهم والرغبة الملحة لتناول الطعام.

النهم العصابي **Bulimia Nervosa**

الرغبة الشديدة لأكل كمية كبيرة من الطعام متبوعة بالاستعمال الخاطئ للمسهلات أو إحداث الإقياء لتجنب زيادة الوزن، هناك محاولات لإخفاء الحالة حيث أنها نفسية المنشأ. لها بعض التشابه مع القمه العصابي.

ورم ملتهب (في المفصل الكبير من إبهام القدم) **Bunion**

انظر فقرة: CORN مسمار القدم.

حروق **Burns**

تظهر الحروق والسماط أعراض متشابهة وتحتاج إلى العلاج نفسه.

الأول: يسببه الحرارة الجافة بينما الآخر بسبب حرارة رطبة.

يمكن أن تكون الحروق أيضا بسبب تيار كهربائي ومواد كيميائية، تصنف الحروق إلى: إما سطحية حيث تبقى الأنسجة قادرة على ترميم الجلد، أو عميقة حيث نحتاج إلى طعم جلدي.

الأذيات الشديدة الخطيرة جدا بسبب حدوث الصدمة كنتيجة لخسارة السوائل في مكان الحرق.

في الحروق القليلة والتسميط يتضمن العلاج وضع المنطقة المتأذية تحت الماء البارد، في الحالات الأشد يضاف المعقمات.

وفي الحالات الشديدة جدا تتطلب دخول المشفى.

كيس مصلي (جمعها أكياس) **Bursa (pl. Bursae)**

كيس ليفي صغير مملوء بالسائل الذي يقلل الاحتكاك بين أجزاء الجسم خصوصا على المفاصل.

التهاب كيسي **Bursitis**

انظر فقرة: ركبة خادمة المنزل HOUSE MAID'S KNEE.

C

Caecum (pl. caeca) المصران الأعور

كيس بنهاية مسدودة متسع في بداية المعي الكبير بين المعي الصغير والكولون.

كلا المعي الصغير والزائدة الدودية مفتوح لداخل المصران الأعور.

Caesarean Section العملية القيصرية

عملية جراحية لتوليد الطفل عبر إجراء شق خلال البطن و الرحم.

تفضّل عندما يكون هناك خطر على حياة الطفل أو الأم في الولادة الطبيعية.

يعتبر طريقة أو إجراء إسعافي.

Caisson Disease شلل الغواصين

انظر فقرة: BENDS داء الغواصين.

Calamine الكالامين: سيليكات الزنك المائية

بيكربونات التوتياء، هو مقبض وهو مكوّن مـن الغسـول، يسـتعمل مـن أجـل تلطيـف
(تخفيف) الحكة، وحالات آلام الجلد مثل الأكزيما، والشرى وحروق الجلد.

Calcaneus (pl. Calcanei) العقب، كعب القدم

انظر فقرة: * FOOT قدم

* HEEL عقب القدم

* TALUS عظم الكاحل

الكلسيفرول: فيتامين د **Calciferol**

شكل من فيتامين د، الـذي يتشـكل في الجلـد عنـد وجـود أشـعة الشـمس أو ينشـأ مـن أطعمة معينة (على سبيل المثال: الكبد وزيوت السمك).

حلقته الرئيسية في استقلاب الكالسـيوم، حيـث يمكـن الكالسـيوم كي يمـتص مـن الأمعـاء ويترسب في العظم.

عوز الفيتامين د يقود إلى مرض العظم مثل تلين العظام و أيضا الكساح.

تكلس **Calcification**

ترسب أملاح الكالسيوم، وهو طبيعي في تشكل العظم لكن ربما يحدث في مواقع أخـرى من الجسم. (انظر فقرة: OSSIFIATION تكون العظام "تعظّم").

الكالسيتونين **Calcitonin**

انظر فقرة: Paget's Disease of Bone مرض باجت في العظام.

الكالسيوم **Calcium**

عنصر معدني هو أساسي للنمو الطبيعي وأفعال عمليات الجسم.

إنه مركب هام للعظام والأسنان ويمتلك حلقة في عمليات الاستقلاب الحيوية.

على سبيل المثال: تقلص العضلات ومرور السيالات العصبية وتجلط الدم.

يتم ضبط تركيزه في الدم بواسطة هرمونات درقية مختلفة.

Calcium - channel blocker or Calcium antagonist

حاصرات قنيات الكلس أو حاصرات الكالسيوم

دواء يثبط حركة شوارد الكالسيوم داخل العضلات الملساء وخلايا العضلة القلبية.

تأثيره: مرخى العضلات ويخفف قوة التقلص، ليسبب توسع الأوعية، ويستعمل في معالجة ضغط الدم العالي والخناق الصدري.

تحصي **Calculi**

انظر فقرة: CONCRETIONS الحصيات (الكلوية المرارية).

لُحمة العظم **Callus**

مواد تشكل حول نهاية العظم المكسور، تحوي خلايا تشكيل العظم والغضروف وأنسجة الربط، وجود (حدوث) هذه الأنسجة يصبح تكلس.

حراري ـــ كالوري **Calorie**

مصطلح يستعمل كوحدة الطاقة، هو ما يتطلب من حرارة لرفع درجة الحرارة لغرام واحد من الماء بواسطة درجة مئوية واحدة.

أقنية, (مفردها: قُنية) (داخل العظم) **Canaliculi (sing. Canaliculus)**

انظر فقرة: * Haversian Canal قناة هافرسون.

* **Lacrimal qland الغدد الدمعية.**

السرطان **Cancer**

مصطلح واسع الاستعمال لأي شكل من الورم المؤذي، يتميز من خلال النمو غير الطبيعي وغير المضبوط للخلايا السرطانية، التي تجتاح وتحيط الأنسجة وتدمرها. ربما تنتشر الخلايا السرطانية في كل مكان من الجسم عن طريق مجرى الدم أو الجهاز اللمفاوي، تُعرف العملية بالانبثاث (الانتشار) ويؤسس لأورام (تنشوآت) ثانوية في مكان آخر.

من مؤهباته المعروفة: مٌتضمنة التدخين وتشعيع والأشعة فوق الضوء، وبعض الفيروسات، وإمكانية وجود جينات سرطانية.

تعتمد المعالجة على مكان السرطان، تتضمن المعالجة الشعاعية والمعالجة الكيميائية والجراحية.

معدلات بقاء الأشخاص المتأثرين تُظهر تَحسُّنات مشجعة.

داء المبيضات **Candidiasis**

انظر فقرة: Thrush سُلاق ــ قلاع.

ناب **Canine**

انظر فقرة: Tooth السن

قُنية أو إبرة محتفرة **Cannula or Canula**

أنبوب ضيق يُدخل داخل تجويف الجسم لتفريغ سائل أو لإدخال دواء.

وعاء شعري **Capillary**

وعاء دموي رقيق يتصل مع الشرينات أو الوريدات.

الأوعية الشعرية تشكل شبكات في أغلب الأنسجة، ولها جدران التي هي فقط بسماكة خلية واحدة، فيه يتم تغيير متواصل للمواد (أكسجين، أكسيد الكربون، نترات .... الخ) بين الأوعية الشعرية.

والشّرينات والوريدات تؤمن الاحتياطات للأنسجة المحيطة.

غلاف ــ كيس ــ برشامة ــ كبسولة **Capsule**

ــ غلاف النسيج الضام أو غشاء يحيط بالعضو. الغدة الكظرية والكلية والطحال كلها تسكن داخل الغلاف (الكيس).

ــ غلاف نسيجي ليفي يحيط بمختلف المفاصل.

ــ محفظة جيلاتينية صغيرة تحوي دواء يمكن بلعها.

Carbamazepine كاربامازيبين

انظر فقرة: Trigeminal neoragia ألم العصب مثلث القوائم.

Carbohydrates السكريات

مكونات عضوية تتضمن سكاكر ونشاء وتحوي الكربون والهيدروجين والأكسجين.

تُعد من أهم مصادر الطاقة المتوفرة للجسم وتعد الجزء الأساسي في الوجبة.

فعليا تتحطم في الجسم إلى سكاكر بسيطة وغلوكوز، التي تستخدم ضمن الخلايا ضمن العمليات الاستقلابية المتعددة.

Carbolic acid حمض الكاربوليك

فينول مستخلص من قطران الفحم وهو الرائد للمطهرات الحديثة.

مطهر قوي يستخدم في الغسولات، والمراهم مثل: مستحضر الكالامين Calamine لكنه عالي السمية إذا حقن.

Carbon dioxide or carbonic acid (CO_2) ثاني أكسيد الكربون

غاز يتشكل في الأنسجة كنتيجة للعمليات الاستقلابية داخل الجسم، يستخدم ثاني أكسيد الكربون طبيا متحدا من الأكسجين خلال التخدير.

Carbon monoxide (co) أول أكسيد الكربون

غاز بلا لون ورائحة، عالي الخطورة إذا تم استنشاقه، بحيث يقود إلى تسمم أول أكسيد الكربون في الدم له قدرة الصلة الكبيرة جدا مكان الأكسجين ويحوّل الهيموغلوبين إلى ميت هيموغلوبين. يحرم أنسجة الجسم بسرعة من الأكسجين بسبب عدم وجود هيموغلوبين حر متروك لحملها في الرئتين.

يأتي غاز أول أكسيد الكربون مـن أدخنـة غـاز الفحـم وانطلاقـات الغـازات المستنفذة للآليات.

الأعراض للسمية: تتضمن دوارا واحمرار الجلد (بسبب ميت هيموغلوبين في الدم الـذي هو أحمر فاتح) وغثيانا وصداعا وارتفاع التنفس ومعدل النبض وفعليـا سـبات وعجـز التـنفس والموت.

يجب أخذ الشخص المتأثر إلى هواء نقي ويّعطي أكسجينا وتنفسا اصطناعيا إذا تطلب الأمر.

ميت هيموغلوبين   **Carboxyhaemoglobin**

انظر فقرة: Carbon Monoxide أول أكسيد الكربون

مولّد السرطان   **Carcinogen**

أي مادة تسبب ضرر لخلايا النسج على الأرجـح تسـبب السـرطان. هنـاك مـواد متنوعـة معروفة كمولدة للسرطان تتضمن نيكوتين التدخين والاسبيست وإشعاعات الاينوزين.

كارسينوما   **Carcinoma**

سرطان ابتليومي ظهاري. على سبيل المثال: الأنسجة المتوضعة عـلى الأعضاء الداخليـة للجسم والجلد.

الفؤاد   **Cardia**

الفتحة في المرئ على المعدة.

توقف القلب   **Cardiac Arrest**

توقف عملية الضخ للقلب.

يؤدي لفقد في الوعي والتنفس وغياب النبض، ويصبح الموت تاليا بسرعة شديدة إلاّ إذا أعيدت ضربات القلب، وطرق إنجازها تتضمن: تمسيد القلب الخارجي وتنفسا اصطناعيا وإزالة الرجفان (Defibrillation) عن طريق الصدمة، وتمسيد قلب مباشر.

الدورة القلبية **Cardiac Cycle**

مجموعة الأحداث المتتابعة التي تعطي ضربة قلبية طبيعية بأقل من ثانية.

تتقلص الأذينات (انظر فقرة: الأذينة Atrium) وتدفع الدم إلى البطينات (بالانبساط) ثم تتقلص البطينات أيضا (بالانقباض) ويخرج الدم من القلب ويُضخ حول الجسم.

عندما تكون البطينات متقلصة تسترخي الأذينات وتمتلئ بالدم مرة أخرى.

التمسيد القلبي **Cardiac Massage**

وسائل لإعادة ضربات القلب إذا توقفت فجأة.

التمسيد القلبي المباشر: هي الحالة الملائمة فقط بحال كون الشخص موجودا في المشفى يتضمن تمسيد القلب بواسطة اليد بعد شق جدار الصدر.

الطرق الأخرى: تستعمل بالترافق مع التنفس الإصطناعي وذلك بواسطة ضغط منتظم على جدار الصدر بينما الشخص مضطجع على ظهره/ أو ظهرها.

العضلة القلبية **Cardiac Muscle**

عضلة خاصة يتفرد بها القلب، تتألف من ألياف طولية متفرعة وتملك القدرة على التقلص والارتخاء بشكل متواصل.

ناظم الخطى القلبي **Cardiac pacemaker**

انظر فقرة: * Pacemaker ناظم الخطى.

* Sinoatkial Node العقدة الجيبية الأذينية.

طب القلب **Cardiology**

الجزء من الطب المهتم بدراسة هيئة وعمل وأمراض القلب وجهاز الدوران.

اعتلال عضلة قلبية **Cardiomyopathy**

أي مرض أو اضطراب للعضلة القلبية الذي يمكن أن يحدث بأسباب مختلفة عديدة تتضمن الأخماج الفيروسية، والشذوذات الوراثية، والكحولية المزمنة.

المجازة (التحويلة) القلبية الرئوية **Cardiopulmonary bypass**

عبارة عن آلية صنعية للمحافظة على الدوران في الجسم بينما القلب مُوقف قصدا لإجراء الجراحة القلبية. آلة (الرئة ــ القلب) تقوم بتلك العملية حتى يتم إكمال الجراحة.

الجهاز القلبي الوعائي **Cardiovascular System**

عبارة عن القلب وكل جهاز الدوران، الذي هو مقسّم إلى: جهازي (الشرايين والأوردة في الجسم)، ورئوي (الشرايين والأوردة في الرئة).

الجهاز القلبي الوعائي مسؤول عن نقل الأكسجين والعناصر المغذية إلى الأنسجة، وإزالة النفايات الناتجة وثان أكسيد الكربون منها.

تأخذها إلى الأعضاء التي تتخلص منها أخيرا.

قُلاب ــ التهاب القلب **Carditis**

عبارة عن التهاب القلب.

الشريان السباتي **Carotid Artery**

هو عبارة عن واحد من شريانيين كبيرين (انظر فقرة الشريان Artery) في العنق الذي يتفرع ويؤمن مصدر الدم إلى الرأس والعنق.

الزوج المشترك للشرايين السباتية تصل من الأبهر من الجانب الأيسر للقلب ومن الشريان المُغفل (اللااسمي) في اليمين.

ويستمران للأعلى من الجهة الأخرى للعنق وتتفرع داخل الجسم السباتي الظاهر والجسم السباتي الباطن.

الجسم السباتي **Carotid Body**

منطقة صغيرة من الأنسجة الملونة بالأحمر (المحمرة) المتوضعة معا بالجهة من العنق حيث يتفرع الشريان السباتي العام ليشكل الشريان السباتي الظاهر والباطن، إنه حساس للتغيرات الكيميائية في الدم منها مستقبلات الإثارة الكيميائية التي تستجيب لمستويات الأكسجين وثاني أكسيد الكربون والهيدروجين.

إذا تدنى مستوى الأكسجين، تُرسل الومضات إلى المراكز التنفسية في الدماغ مما يؤدي لزيادة في معدل التنفس وضربات القلب.

رسغ اليد ــ المعصم **Carpus**

هي الكلمة اللاتينية للرسغ (معصم اليد)، الذي يتألف من ثمانية عظام صغيرة التي تتمفصل مع عظم الزند والكعبرة للساعد وبجهة واحدة ومع عظام مشط اليد من الجهة الأخرى.

غضروف **Cartilage**

نوع صلب من النسيج الضام وهي مرنة وتشكل جزءا من الهيكل العظمي.

هناك ثلاثة أنواع مختلفة:

الغضروف الزجاجي (الشفاف)، والغضروف الليفي، والغضروف المرن.

1ـ الغضروف الزجاجي: يوجد في مفاصل العظام المتحركة، وفي الرغامى، والأنف، والقصيات مثل الغضروف الضلعي الذي يصل الأضلاع إلى عظم القص.

2ـ الغضروف الليفي: الذي يتألف من الغضروف والنسيج الضام، يتواجد في الأقراص بين الفقرات للعمود الفقري، وفي الأوتار.

3ـ الغضروف المرن: يوجد في القسم الخارجي للأذن (صوان الأذن).

قالب جبيرة للعظم **Cast**

انظر فقرة: Plaster of Paris لصوق (طبية).

خِصاء **Castration**

انظر فقرة: Orchidectomy استئصال الخصية.

تهديم ــ تقويض **Catabolism**

عمليات كيميائية حيوية داخل الجسم (استقلاب) وتقسم إلى طريقتين مختلفتين ــ التي تبني أو تُنتج مواد (مركبة) وهي عمليات البناء وتلك التي تجزئ المواد (تحللها) تُعرف بالتقويض (التهديم)، في التقويض كثير من المواد المركبة (المعقدة) تتجزأ إلى مواد بسيطة مع تحريرٍ للطاقة، كما يحدث خلال هضم الطعام.

تخشب ــ جُمدة **Catalepsy**

اضطراب عقلي فيه يدخل الشخص بحالة تشبه الغيبوبة (السبات). يصبح الجسم متصلبا مثل التمثال، والأطراف إذا تحركت تبقى في الوضع

التي توضعت فيه (تتصلب فيه)، لا يوجد هناك حس أو إدراك أو إحساسات وهناك فقد في ضبط الحركة.

تنخفض وظائف الجسم الحياتية للمستويات الدنيا الضرورية للحياة. بالحقيقة ربما تكون منخفضة لدرجة مماثلة للموت.

تحدث هذه الحالة بعد أذية دماغية شديدة. إما ناجمة عن صدمة مفاجئة أو بعد كآبة طويلة الأمد. ربما تستمر لدقائق أو ساعات، أو نادرا لعدة أيام.

الساد (الماء الأزرق) **Cataract**

الحالة التي تحدث لعدسة العين كي تصبح غير شفافة. وتُحدث غشاوة في الرؤية، وربما تحدث من جراء عدة أسباب مختلفة منها: أذية العين كالحالة الوراثية أو كنتيجة لأمراض معينة كما في السكري.

على كل حال: السبب الأكثر شيوعا الأعمار المتقدمة حيث تحدث خلالها التغيرات الطبيعية التي تتوضع في العدسة المحتويات البروتينية.

الجُمود **Catatonia**

الحالة التي يصبح فيها المريض متصلبا يشبه التمثال.

وهي عبارة عن عرض لمرض عقلي وهو غالبا تظاهرة للفصّام الجمودي.

تتضمن المعالجة المهدئات، ومن المحتمل إعطاء الباربيتورات بالوريد.

كاتيكولامين **Catecholamine**

انظر فقرة: Dopamine الدوبامين.

قثطرة **Catheter**

أنبوب مرن دقيق يُدخل (يُمرر) ضمن أعضاء مختلفة في الجسم، ويستعمل أيضا لأغراض تشخيصية أو لإعطاء نوعا ما في المعالجة.

واحد من أكثر الأنواع شيوعا هـو القثطـرة الاحليليـة، التـي تُـدخل ضـمن المثانـة لإزالـة الانسداد، تسحب أو تجر البول أو لغسيل هذا العضو.

برقع الجنين (جزء من السلى، يُغطي رأس المولود) Caul

قطعة من الغشاء (جزء من الأمينوس "السُـلى") التـي تغطـي جـزء مـن ـــ وأحيانـا ـــــ الطفل حديث الولادة.

كي ـــ مِيسم Cautery

أداة محمّاة تطبق على الجلد..... الخ. لتدمير الأنسجة الحية أو لإيقاف النزف وتستعمل في معالجة الثآليل والناميات الصغيرة الأخرى.

الجيب الكهفي Cavernous Sinus

واحد من جيبين متوضعين من الجانب الآخر للعظم الوتدي. بجانـب تجويـف العـين في قاعدة الجمجمة، يُفرغ الدم الوريدي داخله من الدماغ، وجزء مـن الخـد، والعـين والأنـف، ثـم يغادر خلال الأوردة الوجهية والوريد الوداجي الباطن.

تجويف Cavity

مكان فارغ داخل الجسم، مثال: تجويف البطن أو الحفرة السنية.

تعداد الدم الكامل CBC (Complete Blood Count)

انظر فقرة: Blood Count تعداد الدم.

الخلية Cell

حجر البناء الأساسي لكل الحياة، وهي أصغر وحدة تشكيلية في الجسم، إن خلايا الجسـم البشري كثيرة في الحجم والعمل وعددها عبارة عن بلايين عديدة.

إن كل خلية تتألف من جسم الخلية محاط بالغشاء الخلوي، وجسم الخلية مؤلف من مادة تُعرف بالسيتوبلازما التي تحوي جزيئات عضوية متنوعة وكذلك النواة، تحتوي النواة الكروموزومات (الصبغيات) المكونة من المواد الجينية الـ DNA.

أغلب خلايا الجسم البشري تحتوي 26 صبغي (23 زوج)، يأتي النصف من الأب والنصف الآخر من الأم.

الخلايا قادرة على صنع طبعة (نسخة) من نفس الخلايا بواسطة عملية تُعرف بالإنقسام الفتيلي (Mitosis)، وكل مجموعة الصبغيات الكاملة تصل عن طريق الخلية الأخت.

على كل حال: الخلايا الجنسية البشرية (النطفة والبيضة) تختلف دائمًا، تحوي نصف عدد الصبغيات، في الإخصاب: تتحد النطفة مع البيضة وتصل البنية الكاملة من الصبغيات إلى المضغة الجديدة (الجنين).

انظر أيضا فقرة: Meiosis الانقسام المنصف.

Cells of Leydig   خلايا لايدك

انظر فقرة: Testicle الخصية.

Cementum   الملاط

مادة رقيقة قاسية تشبه العظم تغطي جذر السن.

Central Nervous System   الجهاز العصبي المركزي

هو الدماغ والنخاع الشوكي الذي يقوم باستقبال ومكاملة كل المعلومات العصبية من الجهاز العصبي المحيطي.

سيفالوسبورين **Cephalosporin**

واحد من مجموعة مضادات الالتهاب شبه التركيبية، تأتي من فطر صغير (عفن) تدعى السيفالوسبوريوم.

لها تأثير مضاد واسع الطيف للعضيات المكروبية (المجهرية) وتستعمل لمعالجة الانتانات المتنوعة. أحيانا تستطيع تدمير العضيات التي تصبح مقاومة للبنسلين.

المخيخ **Cerebellum**

أكبر جزء من الدماغ الخلفي، يتألف من زوج من نصفي الكرة المتحدتين.

له قشرة رمادية خارجية (سنجابية) التي هي عبارة عن طبقة تلافيف (ثنيات) شديدة من المادة السنجابية، وطبقة داخلية من المادة البيضاء.

يُنسق المخيخ فعالية المجموعات المتنوعة للعضلات الإرادية. ويحافظ على الوقوف والتوازن.

القشرة المخية (الدماغية) **Cerebral Cortex**

الطبقة الخارجية للمادة السنجابية لنصفي الكرة الدماغية من المخ.

عبارة عن تلافيف عالية، وتحوي ملايين الخلايا العصبية وتشكل حوالي 40 ٪ من الدماغ وزنا.

تتحكم القشرة الدماغية بالعمليات الفكرية (الذهنية) مثل: التفكير والإدراك والذاكرة والذكاء وأيضا تتضمن: الحساسية للضوء واللمس والسمع.

وتتحكم أيضا في الحركة اللاارادية للعضلات وهي مرتبطة مع كل الأجزاء المختلفة من الجسم.

شلل دماغي — Cerebral Palsy

شذوذ في الدماغ الذي يحدث عادة قبل أو خلال الولادة.

ربما يحدث تطور شاذ في المضغة (الجنين) بسبب عوامل صبغية أو كنتيجة لإلتهاب فيروسي خلال الحمل.

ربما نقص في الأكسجين خلال الولادة الصعبة أو رض آخر للوليد قد يسبب أيضا شللا دماغيا.

يمكن حدوثه بعد الولادة من الداء الانحلالي عند حديثي الولادة. أو انتان في الدماغ مثال: التهاب السحايا.

وربما يتسبب أيضا من الخثار الدماغي أو الرض.

وصف الحالة: من خلال شلل تشنجي للأطراف، والقساوة كونه متقلبا وربما هناك أيضا حركات لا إرادية متموجة تسمى الكنع، ويتأثر أيضا التوازن والوقوف.

وغالبا هناك الحالة العقلية تحت الطبيعية وضعف كلام وأحيانا الصرع.

السائل المخي (الدماغي) الشوكي — Cerebrospinal Fluid

سائل رائق لا لون له، مع مكونات مشابهة للمف. يملأ البطينات والتجاويف في الجهاز العصبي المركزي ويقوم بغسل كل سطوح الدماغ والنخاع الشوكي. يقوم به الدماغ، وله أعمال وقائية، إنه يعمل كـ ماص للصدمة والمساعدة في الحماية من الرض الآلي (الميكانيكي) للجهاز العصبي المركزي.

يُفرز السائل المخي (الدماغي) الشوكي من الضفيرة المشيمية في بطينات الدماغ، إنه يحوي بعض خلال الدم البيضاء (لكن ليس حمراء) والأملاح والسكر والأنزيمات.

يُعاد امتصاصه من قِبل الأوردة ويعود ضمن مجرى الدم.

الحادث الدماغي الوعائي **Cerebrovascular Accident**

انظر فقرة: Stroke السكتة القلبية.

المخ **Cerebrum**

الجزء الأكبر والأكثر تطورا من الدماغ، يتألف من زوج لنصفي الكرة الدماغية مفصول عن البعض بواسطة أنسجة طولانية.

نصفي الكرة الدماغية مُغطى بالقشرة الدماغية.

في الأسفل تتوضع المادة البيضاء وحيث تتوضع العقد القاعدية، يتحكم المخ بالفعاليات الفكرية المعقدة وأيضا كل الاستجابات اللاإرادية للجسم.

عنقي ـــ رقبي **Cervical**

مصطلح يرتبط بالمعنى بالرقبة، وغالبا يستعمل في الحالة مع عنق الرحم (الأورام).

سرطان عنقي **Cervical Cancer**

سرطان في الرقبة أو عنق الرحم، في مرحلة ما قبل التسرطن تحدث تغيرات قابلة للكشف بسهولة في خلايا بطانة سطح عنق الرحم.

يمكن إثباتها عبر وسائل هي اختبار اللطاخة العنقية، وإذا عولجت في هذه المرحلة فإن معدلات الوقاية من السرطان عالية جدا.

إن السلوك الجنسي للمرأة يؤثر في خطورة تقصير السرطان العنقي.

تتميز الاتصالات الجنسية المبكرة والشركاء المختلفين والمتعددين في زيادة الخطورة.

لطاخة عنقية **Cervical Smear**

فحص لعينة، يتضمن كشط بعض الخلايا من عنق الرحم وفحصها مجهريا.

يتم إجراء الاختبار كل ثلاث سنوات لكشف الدلالات المبكرة للسرطان وهـي شـكل مـن الطب الوقائي.

عنق الرحم **Cervix**

بنية تشبه العنق، خصوصا عنق الرحم أو رقبة الرحم.

هو جزئيا فوق وضمن المهبل يدخل ضمنه ويربطه بجسم الرحم عبر القناة العنقية.

مرض شكاس **Chagas' Disease**

هو شكل من أمراض النوم يوجد في وسط وجنوب إفريقيا.

جُدَرة (تضخم نسيجي ليفي) **Cheloid**

انظر فقرة: الجِدرة Keloid

مُستقبل الإثارة الكيميائية **Chemoreceptor**

خلية (موجود في الأنف وحليمة الذوق) التي تتحد بحضور المركبات الكيميائية الخاصة، وبعدها ترسل نبضات كهربائية إلى الدماغ.

انظر فقرة: Carotid Body الجسم السباتي.

المعالجة الكيميائية **Chemotherapy**

معالجة للأمراض عن طريق إعطاء مواد كيميائية أو أدوية.

تتضمن معالجة الأمراض الانتانية بمضادات الالتهاب وأنماط أخرى من الأدوية أيضا معالجة والسيطرة على الأمراض الاستوائية المتنوعة. وخصوصا في السنوات الحالية تتعامل مع أشكال مختلفة عديدة من السرطانات، مع الأدوية مضادة الأيض.

الصدر   Chest or Thorax

الجزء الأعلى من جـوف الجسـم ينفصـل عـن الجـزء العلـوي للـبطن بواسـطة الحجـاب الحاجز.

جوف الصدر مغلق من قِبل قفص الأضلاع، الهيكل العظمي الصدري يتألف من الأضلاع والغضاريف الضلعية المتصلة مع عظم القص (عظم الصدر) في الأمام. في الخلف تتصل الأضلاع مع الفقرات الصدرية للعمود الفقري.

يحوي الصدر الرئتين والقلب والمري و يتوضع فوقه العنق والرأس.

جدري الماء ـــ حُماق   Chickenpox

مرض مُعدي بشدة حيث يؤثر بشكل أساسي بالأطفال وسببه فـيروس الحلأ الحماقـي، هناك فترة حضانة من أسبوعين لثلاثة أسابيع وبعدها عادة يصبح الطفل محموما بشكل واضـح وغير جيد.

يظهر على الجلد خلال 24 ساعة طفح حاك الذي يتألف من سائل يملأ البثرة.

أخيرا إنها تشكل قشورا حيث تسقط بعد حوالي أسبوع واحد.

تتم المعالجة عبر تطبيق غسولات الكالامين لتخفيف الحكاك، وعزل المصاب عن الأطفال والآخرين، إن المرض غير شائع عند اليافعين، وإن الإصابة بفـترة الطفولـة تعطـي مناعـة طيلـة الحياة، وأغلب الأطفال يتعرضون للحُماق بنفس المرحلة.

على كل حال يمكن أن يبقى الفيروس داخل نظام الجسـم ويُصبح فعّـالا بشـكل متـأخر كما في الحصباء (حلأ نطاقي).

تقرح   Chilblain

التهاب حاك دائري في الجلد، يحدث عـادة على أصـابع القدمين واليـدين، خـلال الجـو البارد ويتسبب بواسطة نقص دوران موّضع.

وأحيانا تكون التقرحات معيار للصحة السيئة أو بسبب تغذية غير كافية أو ملابس غير كافية (غير دافئة).

الغضار الصيني **China Clay**

انظر فقرة: غضار (سيليكات الألمنيوم) Kaolin.

طب الأقدام (معالجة الأقدام) **Chiropody**

هي الفرع من الطب الذي يهتم بصحة القدم ويتضمن بنية القدم الطبيعية وتطورها وأمراضها وعلاج هذه الأمراض.

خبير بالمعالجة اليدوية **Chiropractor**

الشخص الذي يعمل في طب الأقدام. وهو نظام المعالجة ـ بشكل بارع ـ بشكل رئيسي لفقرات العمود الفقري، لإزالة الضغط عن الأعصاب والتي ربما هي سبب الألم.

هيدرات الكورال **Chloral Hydrate**

نمط من الأدوية المهدئة التي تُعطى بشكل أساسي للأشخاص المسنين والأطفال.

بعد أخذها عبر الفم (عادة تكون شراب) خلال نصف ساعة يحدث النوم ويستمر فعلها حوالي 8 ساعات.

تعتبر مفيدة عند استعمالها بشكل مراقب ومقتصد، ولكنها مؤذية في الجرعات العالية التي تُحدث الآثار السمية والإدمان.

كلورام فينكول **Chloramphenicol**

انظر فقرة: الحمة التيفية Typhoid Fever.

Chlordiazepoxide كلورد يازوبوكسيد

انظر فقرة: المهدئ Tranquillizer.

Chlorehexidine or Hibitane كلور هيكسيدين أو هيبيتان

مادة مطهرة تستعمل كمستحضر لتنظيف الجلد. وتستعمل كأقراص مـن أجـل الأخمـاج الخفيفة للفم والبلعوم، إن المحلول الممدد فعّال كمضامض.

Chlorpromazine كلور برومازين

انظر فقرة: ــ الأمراض الإشعاعية PANDIATION SICKNESS.

ــ المهدئات TRANQUILLIZER.

Chloroform كلوروفورم

سائل بلا لون وطيّار (متبخر) وهو مركّب من كاربون وهيدروجين وكلـورين (CHCL$_3$) كان واسع الاستعمال في التخدير العام، لكنه يـؤثر في نظـم القلـب ويسبب أيضـا أذيـة كبديـة، اليوم هو قليل الاستعمال إلّا في تراكيز قليلة جدا مثل الوقاية وفي بعض المراهم Liniments.

Choking اختناق (غص)

سعال شديد واندخال في التنفس يحدث بسبب سد لطريـق الهـواء في منطقـة الحنجـرة إذا كان السد كبيرا هناك خطر من الاختناق، إذا فشل السعال في طرد المـادة السـادة فإنـه مـن الضروري استعمال طرق أخرى لمساعدة الشخص المختنق.

عند الطفل نستطيع أن نمسك بالجزء العلوي من الجسم ونشد للأسفل باتجاه الرجلين وندفع بقوة وإحكام إلى الخلف، هذا يسبب إزالة للشيء الساد وبسهولة أكثر.

مع اليافعين إنه من الضروري استعمال مناورة هيمليش (خطة بارعة)[*]

كولي كالسيفرول **Cholecalciferol**

انظر فقرة: فيتامين د (VITAMIN (D.

الكوليرا **Cholera**

التهاب في المعي الدقيق يُحدث بسبب جرثومة الضمة الهيضية.

إنه متنوع في الدرجة من حالة خفيفة جدا إلى مرض شديد مفرط والموت.

خلال جائحات الكوليرا، معدل الموت هو فوق 50 ٪ وهذه الوفيات تحدث في حالات أو أماكن الرعاية الصحية العامة الفقيرة والمكتظة بالسكان.

ينتشر المرض خلال تلوث مياه الشرب ببراز المصابين، وأيضا عن طريق الذباب التي تقف على المواد المخموجة وتنقلها إلى الطعام.

الوباء نادر في حالات الرعاية الصحية العامة الجيدة، ولكن عندما تكتشف الكوليرا يجب إعطاء انتباه مفرط للصحة، بما فيه من معالجة والتدبير الدقيق لفضلات الجسم للشخص المخموج.

يُعطى التراسكلين أو أدوية السيلفوناميد الأخرى لقتل الجراثيم.

انخفض معدل الموت (5 ٪) من هؤلاء المرضى الذين أُعطوا المعالجة الفورية والمناسبة، لكن الخطر يكبر في الأطفال والكهول.

يمكن إعطاء اللقاح ضد الكوليرا لكن فعاليته فقط حوالي 6 أشهر.

كلستيرول **Cholesterol**

جزيء دهني غير ذواب (ستيرول) الذي يوجد وبشكل واسع في الجسم والمؤلف من أحماض دهنية مشبعة في الكبد، إنها مادة هامة في الجسم. يعتبر

---

[*] خاصة لهذا الإجراء.

جزء أساسي من غشاء الخلية والطليعة في إنتاج الهرمونية الاستيروئيدية (الهرمونات الجنسية) والأملاح الصفراوية.

يترافق المستوى المرتفع لكلسترول الدم مع تعصد الأوعية، الذي ربما يتسبب من ارتفاع ضغط الدم والتخثر الاكليلي (التاجي) وهو مشاهد في مرضى الداء السكري.

ينصح هؤلاء الأشخاص أنه يجب خفض استهلاك الدهون المشبعة والبحث عن بديل من شكل الدهون غير المشبعة والتي هي موجودة في الزيوت النباتية.

البيلة الصفراوية **Choluria**

عبارة عن الصفراء في البول، الذي يحدث عندما يكون مستوى الصفراء مرتفع في الدم.

يمكن أن يحدث هذا من حالة تُعرف باليرقان الانسدادي، عندما تصبح قناة الصفراء مسدودة عندما تفشل صناعة الصفراء في الكبد في الوصول إلى المعي.

يصبح البول غامق اللون ويحوي أملاح صفراء.

تلين غضروف/ الرضفة **Chondromalacia patellae**

انظر فقرة: فرقعة CREPITUS.

الحبل الطبلي **Chorda Tympani**

انظر فقرة: الأذن EAR.

داء الرقص ــ الرّقص السنحي **Chorea**

خلل في الجهاز العصبي، توصف به حركات لا إرادية ورقصية للعضلات، بشكل رئيسي في الوجه والأكتاف والوركين.

داء رقص سيدنهام (أو رقص سانت فيتاس) هو مرض يصيب بشكل رئيسي الأطفال. وهو يترافق مع الروماتيزم الحاد.

حوالي ثلث الأطفال المصابين يتطور الروماتيزم في مكان آخر من الجسم منها غالبا القلب.

المرض يعتبر أكثر شيوعا في الفتيات ثم الصبيان.

إذا أصيب القلب، ربما سيكون هناك مشاكل في الحياة التالية للإصابة . لكن المعالجة تتألف من: الراحة وإعطاء مسكنات معتدلة.

تشفى الحالة عادة بعد حوالي أشهر قليلة.

داء رقص هو تنتكتون عبارة عن حالة وراثية لا تظهر حتى فترة تأتي بعد عمر الأربعين (40) وتترافق مع الخرف.

داء الرقص الشيخوخي يصيب بعض الناس كبار السن لكن بدون الخرف.

انظر فقرة: الحمى الرثوية RHEOMATIC FEVER .

Chorionic gonadotrophic hormone Or / human chorionic gonadotrophin (HCG)   هرمون محرض القند المشيمي.

هرمون يُنتج خلال الحمل عن طريق المشيمة، عزلت كمية كبيرة منه في بول المرأة الحامل.

وجود الهرمون هو أساس أغلب اختبارات الحمل، تُعطى حقنا لمعالجة حالات البلوغ المتأخر مع هرمون آخر يدعى هرمون الحاث للجريب وللمرأة (التي هي عقيمة بسبب فشل في الإصابة).

ربما يستعمل لمعالجة التوتر قبل الحيضي (نفساني).

Choroid   المشيمية (طبقة العين الوعائية)

انظر فقرة: * الشبكية RETINA.

* انفصال الشبكية DETACHED RETINA.

الظفيرة المشيمية **Choroid plexus**

شبكة واسعة من الأوعية الدموية تأتي من بطين الدماغ، ومسؤولة عن إنتاج السائل المخي (الدماغي) الشوكي.

عامل كريستماس **Christmas factor**

انظر فقرة: الناعور HAEMOPHILIA.

صبغين/ كروماتين **Chromatin**

انظر فقرة: النواة NUCLEUS.

صبغي **Chromosomes**

بنية تشبه العصا، موجود في نواة كل خلية بالجسم، التي تحمل المعلومات الوراثية للمورثات.

كل خلية للجسم البشري تحوي 23 زوجا من الصبغيات وعنصر منفرد من النطفة والبيضة. (انظر فقرة:الخلية التناسلية الأنثوية OVUM).

نصف هذه الأزواج الصبغية تأتي من الأم ونصف من الأب.

كل صبغي يتألف من سلك ملتف مزدوج (حلزون مزدوج) من DNA مع مورثات تحمل المعلومات الوراثية مرتبة بشكل خيطي على طوله (سلك DNA)

تحدد المورثات كل الخصائص لكل شخصية، كل زوج من الصبغيات ال 22 هي متشابهة في الذكور والإناث. أما الزوج الثالث والعشرين (23) هو الصبغي الجنسي، في الذكور تملك صبغي (X واحد) وصبغي (Y واحد)، بينما في الإناث تملك صبغيين (X اثنين).

انظر فقرة: الوراثة المرتبطة بالجنس SEX - KINKED INHEITANCE

Chyle كيلوس

انظر فقرة: * هضم DIGESTION.

* الأوعية اللبنية LACTEAL VESSELS.

Chyme كيموس

هو الطعام المهضوم جزئيا الذي يمر من المعدة إلى الأمعاء.

ينتج بسبب حركات ميكانيكية للمعدة مع وجود الافرازات الحمضية من العصارة الهضمية.

Chymotrypsin كيموتربسين

انظر فقرة: البنكرياس/ المعثكلة PANCREAS.

Cilia(sing. Cilium) أهداب, مفردها: هدبة

نتوءات تشبه شعرا رفيعا موجودة ببطانة ظهارة السبيل التنفسي العلوي.

إنها تتحرك وتساعد للمحافظة على تدفق الهواء وتتحرك، والتقاط جزيئات الغبار.

Ciliary body الجسم الهدبي

انظر فقرة: العين EYE.

Circulation of the blood دوران الدم

هو الدوران الأساسي الذي يتدفق به كل الدم من الجسم، حيث يُقاد إلى القلب عن طريق الأوردة ويدخل الأذين الأيمن من خلال الوريدين الأجوفين العلوي والسفلي (انظر فقرة الوريد الأجوف Vena Cave)، التي بدورها تتقلص وتدفع الدم إلى داخل البطين الأيمن، ومنه يُساق الدم إلى الرئتين عن طريق الشريان الرئوي. وفي الرئتين يُشغل الدم بالأكسجين ويحرر ثاني أكسيد

الكربون وبعدها يمر الدم من خلال الأوردة الرئوية ويعود إلى الأذينة اليسرى من القلب، ويدفع الدم من الأذينة اليسرى إلى داخل البطين الأيسر ومنه ضمن الشريان الأبهر.

فروع الأبهر تعطي شرايين متنوعة بحيث تحمل الدم إلى جميع الأجزاء المختلفة من الجسم.

يدخل الدم بشكل واقع ضمن الشبكة الدقيقة للشرينات والأوعية الشعرية، التي تزود كل الأنسجة والأعضاء بالأكسجين والمغذيات، ثم بعدها تمر خلال (عبر) الأوردة والوريدات لتعود إلى الأذينة اليمنى من خلال الوريد الأجوف لإتمام الدوران.

ختان **Circumcision**

عبارة عن إزالة جراحية لقلفة القضيب في الذكور وجزء أوكل القسم الخارجي للأعضاء التناسلية في الإناث (البظر، الشفيران، الأشعران).

في الإناث وعادة في الذكور تتم الإجراءات لأغراض دينية، ختان الذكور ربما هو مطلوب في حالات طبية تُعرف بتضيق القلفة واختناق القلفة الخلفي.

ختان الإناث مضر وغير مفيد للصحة.

التشمع **Cirrhosis**

هو مرض يصيب الكبد، بحيث يصبح نسيجه ليفيا يشبه الأنسجة المتندية وذلك كنتيجة لتخرب أو تموت الخلايا. ويصبح الكبد أصفرا في اللون وعُقَيدي في المظهر.

وهناك أنماط مختلفة من المرض، تتضمن التشمع الكحولي والتشمع التالي للنخر الذي يأتي من التهاب الكبد الفيروسي، سبب التشمع غير

معروف أحيانا (التشمع خفي المنشأ) لكن ترقي المرض يمكن أو يُوقف إذا كان بالإمكان تحديده وإزالته.

وذلك ممكن خصوصا في التشمع الكحولي عندما يتوقف استهلاك الكحول.

مختصر مرض كريتزفيلدت ــ جاكوب **CJD**

انظر فقرة: مرض كريتزفيلدت ــ جاكوب

CREUTZFELDT JAKOB DISEASE

الترقوة **Clavicle**

هو عظم الطوق (الترقوة) التي تشكل جزءا من منطقة الكتف للهيكل العظمي، إنها أكثر العظام التي كسرها شائع في الجسم.

شق الحنك **Cleft palate**

نقص في التطور* حيث يترك شق في الخط المتوسط للحنك حيث تفشل جهتي (الحنك) بالالتحام.

ربما أيضا يشمل الشفة (شق الشفة) وتصحح الحالة عن طريق الجراحة.

يأس، إياس **Climacteric**

انظر فقرة: انقطاع الحيض (الطمث) MENOPAUSE.

البظر **Clitoris**

عضو صغير موجود في الإناث، يتوضع بالمكان الذي تلتقي ثنيتي المشفران أسفل العظم العاني.

إنها تحوي أنسجة انتصابية تقف وتقسى مع الإثارة الجنسية.

---

* الجنيني.

نسيلة ـــ وليد مثل لا شِقِّي **Clone**

مجموعة من الخلايا المساقة من خلية واحدة (عن طريق الانقسام اللاجنسي) وهـي لهـا مثيل (متطابق) وراثي.

طور ارتجاجي **Clonic phase**

انظر فقرة: الصرع الكبير GRAND MAL.

المطثيات/ المجزآت المغزلية **Clostridium**

واحد من مجموعات الجراثيم الموجودة في الأمعاء البشرية والحيوانية.

بعض الأصناف مسؤولة عن أمراض مثل التسمم الوشيقي والكزاز والموات الغازي.

جلطة/ خثرة **Clot**

قطعة شبه صلبة من الدم أو سائل آخر من الجسم، تتألف الخـثرة الدمويـة مـن شـبكة دقيقة من الليفين حيث تمسك كريات الدم.

(انظر فقرة: التجلط/ التخثر COAGULATION).

التجلط/ التخثر **Coagulation**

(للدم) عملية طبيعية حيث يتحول الدم من الحالة السائلة إلى حالة شبه صـلبة لوقـف النزف.

مادة تُعـرف بـالبروترومبين والكالسـيوم توجـد طبيعيـا في الـدم، وأنـزيم ترومبوبلاسـتين موجود في الصفيحات.

عنـد حـدوث النـزف يتحـرر أنـزيم الترومبوبلاسـتين ويتحـول البروتـرومبين والكالسـيوم بواسطة أنزيم داخل ترومبين.

البروتين الذواب يدعى الفيبرينوجين وهو موجود دائما في الدم ويتحول بواسطة الترومبين إلى فايبرين، التي هي المرحلة النهائية في عملية التخثر.

شبكة الألياف أو الخثرة الناتجة تتألف من ليفين وخلايا دموية. التي تسد الوعاء الدموي المتضرر، طبيعيا لا يتحرر الترومبوبلاستين وكذلك الخلطة لا تستطيع أن تتشكل وقت التخثر: هو الوقت الذي يأخذه الدم ليصل للتخثر وهو طبيعيا بين ثلاث وثمان دقائق.

عوامل التخثر **Coagulation factors**

مواد موجودة في البلازما التي تدخل في عمليات تخثر الدم. وهي تحدد عن طريق ترتيب الأرقام الرومانية.

على سبيل المثال: العامل VIII. النقص فيه يعني أن الدم غير قادر على التخثر. (انظر فقرة: الناعور HAEMOPHILIA).

تضيق ــــ انضغاط **Coarctation**

تضيق، خصوصا في الأبهر.

(انظر فقرة: متلازمة مارفين MARFAN'S SYNDROME).

كوبالامين **Cobalamin**

انظر فقرة: HYDROXOCBALAMIN.

الكوكائين **Cocaine**

مادة قلوية، تؤخذ من أوراق نبتة الكوكا، ويستعمل كمخدر موضعي في عمليات الأنف والحنجرة والأذن والعين، له تأثير منبه على الجهاز العصبي المركزي عندما يمتص.

لا يظهر تأثير في حال التعب وقلة التنفس (التي يسببها الإجهاد)، على كل حال، له قابلية إدمان عالية وضرر على الجسم إذا كان يستعمل غالبا ولهذا السبب يجب التحكم به بشكل صارم جدا.

ويعتبر واحدا من الأدوية التي تُعطى لتسكين الألم في المراحل النهائية للسرطان.

العصعص   Coccyx

نهاية العظم للعمود الفقري من الخلف، وهو يتألف من أربعة قطع ملتحمة لتشكل فقرة، ومتصلة مع الذيل في الثدييات الأخرى.

يُحاط العصعص بالعضلة ويتصل مع عظم العجز والمجموعة الإضافية من الفقرات المتصلة، التي هي جزء من الحوض.

القوقعة (حلزون الأذن الداخلية)   Cochlea

عضو له شكل الحلزون، يشبه قوقعة الحلزون يشكل جزءا من الأذن الداخلية ويتعلق بالسمع.

يتألف من ثلاثة أقنية مليئة بالسائل مع الاعتبار إنه يكشف تغيرات الضغط عن طريق الأمواج الصوتية. حيث ترسل النبضات العصبية للدماغ وتستقبل المعلومات وتحل الشيفرة.

كودائين   Codeine

مادة، تؤخذ من المورفين، إنه يستعمل لتسكين الألم وإيقاف السعال.

زيت كبد القد (سمك من شمال الأطلسي)   Cod - liver oil

زيت يأتي من عصر كبد نقي صحي لسمك القد، الذي يعتبر مصدر غني لفيتامين (د) و(أ) وإنه يستعمل كداعم للتغذية.

رامزة ــــ شيفرة   Codon

انظر فقرة: الشيفرة الجينية   GENETIC CODE.

جوفي ــــ بطني   Coeliac

مصطلح يخص جوف البطن.

الداء الزلاقي مرض جوفي بطني   Coeliac Dsease

or

اعتدال الأمعاء الغلوتيني   Gluten Eteropathy

مرض هزالي يصيب بفترة الطفولة، حيث الأمعاء غير قادرة على امتصاص الدسم.

تتأذى البطانة المعوية بسبب الحساسية من بروتين الغلوتين، حيث إنه يوجـد في طحـين القمح والجاؤدار (نبات)*

يحدث زيادة في طرح الدهون، ويفشل الطفل في النمو والكبر.

المعالجة الناجحة: عبر الالتزام الصارم بوجبة خالية من الغلوتين خلال الحياة.

الزكام   Cold or Common cold

انتان خفيف واسع الانتشار للسبيل التنفسي العلوي يسببه فيروس.

ويصيب الإنتان في الأغشية المخاطية.

وتتضمن الأعراض: ارتفاع حرارة وسعال وعطاس وسيلان أنـف والتهـاب بلعـوم، وصـداع وأحيانا ألم في الوجه نتيجة لالتهاب في الجيوب.

---

* الشعير والشوفان.

ينتشر المرض بالسعال والعطاس ويُعالج بالراحة بالفراش وتناول المسكنات الخفيفة.

القرحة الباردة   Cold Sore

انظر فقرة: الحلأ HERPES.

قطع الكولون   Colectomy

استئصال جراحي للكولون.

المغص   Colic

ألم بطني شديد تشنجي يحدث بشكل موجات مع تحسن الألم بين الموجات.

المغص المعوي عادة يحدث نتيجة لوجود بعض الأطعمة غير القابلة للـهـضم التـي تُحدث تقلصا بالعضلات المعوية.

مغص الرضّع شائع في الرضع الجدد يسببه الغازات المرافقة للتغذية.

هجمة المغص عادة ليست مهمة ولكن يمكن إحداث انفتال للأمعـاء، والـذي يحتـاج لعناية طبية فورية.

الألم ذو الشكل المغصي ربما يحدث أيضا بسبب انسداد الأمعاء مثلا بـورم والـذي يحتـاج أيضا لمعالجة طبية باكرة.

التهاب الكولون   Colitis

التهاب في الكولون.

أعراضه تتضمن: ألم بطني وإسهالا وأحيانا خروج دم.

التهاب الكولـون القرحـي يميـل ليصـيب الكهـول اليـافعين وعـادة يحـدث دوري لعدة سنوات.

يحدث لديه عدم ارتياح بطني وحرارة وإسهال مائي متكرر يحوي المخاط والدم ويحدث فقر دم.

قد تكون الحالة مميتة ولكن عادة هناك شفاء تدريجي.

يعتمد العلاج على الراحة بالسرير والمعالجة الدوائية بالستيروئيدات ومعيضات الحديد وحمية قليلة الفضلات لطيفة.

يحدث انتان الكولون بمتعضيات مثل: المتحولات الزحارية الحالة للنسج (التهاب الكولون الأميبي) وبواسطة الجراثيم (التهاب الكولون الخمجي) وربما يحدث في داء كرون.

الكولاجين   Collagen

مادة بروتينية موجودة بشكل واسع في الجسم في الأنسجة الضامة والأوتار والجلد والغضروف والعظم والأربطة.

تلعب كجزء رئيسي في منح قوة الشد لبنيات الجسم المتنوعة.

عظم الترقوة   Collar Bone

انظر فقرة: الترقوة   CLAVICLE.

الكولون ــــ الأمعاء الغليظة   Colon

الجزء الرئيسي من المعي الغليظ حيث ينقل الماء والأملاح من الطعام غير المهضوم يمر من خلالها من المعي الدقيق.

وعندما يتم استخلاص الماء تمر بقايا الطعام (البراز) إلى المستقيم.

شرج اصطناعي (فغر الكولون)   Colostomy

هي فتحة جراحية لإجراء ثقب اصطناعي في الكولون من خلال جدار البطن.

الشرج الاصطناعي ربما هو مؤقت (أو بالتأكيد) كجزء من معالجة حالة المريض.

على سبيل المثال لمعالجة انسداد الكولون أو المستقيم.

على كل حال: إذا كان المستقيم أو جزء من الكولون أُزيل بسبب السرطان، يعتبر الشرج الاصطناعي دائما ويقوم بوظائف الشرج.

لباء **Colostrum**

أول سائل ينتج من الغدد الثديية*، سائل رائق صافي يحوي أجسام ضدية، والمصل وخلايا الدم البيضاء وهي تنتج خلال أول يومين أو ثلاثة أيام قبل إنتاج الحليب.

عمى الألوان **Colour blindness**

مصطلح عام لعدد من الحالات حيث يوجد فشل في تمييز ألوان معينة. هو أكثر انتشارا في الذكور منه من الإناث وعادة هو مؤذٍ. والشكل الأكثر شيوعا هو الدالتونيزم، حيث يختلط الأحمر والأخضر.

هو اضطراب مرتبط بالجنس، الجين المستقيل المسؤول يكون محمول على الصبغي X.

ولهذا السبب فوجوده أكثر احتمالا في الذكور.

سبب عمى الألوان يعتقد أن فشلا في عملية المخاريط التي تحدد الألوان.

غيبوبة ــــ سبات **Coma**

حال من اللاشعور العميق لا يستطيع الشخص معها أن يستفيق.

* بعد الولادة.

حيث يوجد غياب بؤبؤي وانعكاس قرنوي ولا حركات استرجاعية عندما يطبق محرض الألم.

ربما يترافق مع تنفس أنفي عميق وعمل قلبي قوي. وتتسبب بعدد من الحالات تتضمن: السكتة، والحرارة العالية، وضرر الدماغ والداء السكري، والتسمم بأول أكسيد الكربون، والدواء فوق الجرعة للشخص المسبوت ربما يحدث الموت لكن يمكن أن يتم الشفاء، تعتمد على طبيعة السبات وسببه.

كسر مفتت **Comminuted fracture**

رض خطير على العظم بحيث يكون فيه أكثر من كسر واحد ويكون مترافقا مع التشظي وتضرر الأنسجة المحيطة.

إنه عادة يتسبب من قوة ساحقة، مع أذية للأعصاب والعضلات والأوعية الدموية، وهنالك صعوبة كي يجبر العظم.

صوار **Commissure**

انضمام أو اتصال لبنيتين متشابهتين من جهتي الخط المتوسط. إنه يطبق عادة على حزم الألياف العصبية المُتصلة من الجهة اليمنى واليسرى للدماغ والنخاع الشوكي.

الزكام **Common Cold**

انظر فقرة: الزكام Cold.

الطب المتمم **Complementary Medicine**

انظر فقرة: الطب البديل ALTERNATIVE.

تعداد الدم العام **Complete Blood Count (CBC)**

انظر فقرة: تعداد الدم BLOOD COUNT.

Compress   كمادة

ضمادة مبلّلة بماء حار أو بارد، تعصر خارجا وتطبق على الجزء المؤلم أو الملتهب من الجسم. الضمادة الحارة تدعى (كمادة).

Compressed Air Illness   مرض ضغط الهواء

انظر فقرة: شلل الغواص BENDS.

Computerized Tomograghy   التصوير الطبقي المحوسب

تقنية تشخيصية في الأشعة، التي يتم فيها تسجيل مقاطع من الجسم باستعمال ماسح شعاعي خاص يُعرف بالماسح (CT).

تدمج المعلومات بواسطة الكمبيوتر لتعطي صورة في مقاطع عرضية للأنسجة التي هي تحت التحري، التقنية تستعمل لأجل التحري في الدماغ على سبيل المثال: في الورم والورم الدموي أو الخراج إذا وجد.

مسح كل الجسم ربما هو مطلوب من أجل عدد من الحالات وهو مفيد عندما يحدث الخبث.

يزود المعلومات حول الموقع وموجز للورم ومساحة انتشار السرطان.

Conception   حمل ــ إخصاب

التكوين الأول للمضغة، عندما تكون البيضة بأنبوب فالوب وتتلقح بواسطة النطفة متبوعا بالإنغراس في الرحم.

Concretions or calculi (sing. Calculus)

حصية/ كتلة متجمدة أو حصيات (المفرد: حصاة).

كتلة حصوية قاسية لكل القياسات تتشكل داخل الجسم.

ارتجاج ــ اهتزاز **Concussion**

فقد للوعي ــ يحدث بسبب ضربة على الرأس، الطرق المفاجئ على الرأس يسبب أمواج انضغاطية، حيث يعترض فجأة مصدر الدم للدماغ.

ربما يدوم اللاوعي لثواني أو ساعات وعندما يدور الشخص ربما يحدث هناك بعض الصداع والهيوجة.

حيث يمكن أن تبقى لبعض الوقت.

الحالة الخفيفة من الارتجاج ربما لا تتضمن فقدا تاما للوعي لكن يكون واضحا بالدوار والاختلاط والصداع، في كل الحالات يحتاج المريض للراحة ويبقى تحت المراقبة.

توصيل التخدير **Conduction Anaesthesia**

انظر فقرة: حصر NERVE BLOCK.

لقمة (جزء مستدير عند طرف بعض العظام) **Condyle**

عقدة مدورة موجودة على نهاية بعض العظام. على سبيل المثال: على عظم الفخذ، وعظم العضد وهي تتمفصل مع العظم المجاور.

مخروط **Cone**

نمط من المستقبلة الضوئية (خلية حساسة للضوء) موجودة في شبكية العين، وهي التي تحدد اللون. تحوي المخاريط الصباغ الخضابي الشبكي وبروتين الابسين.

وهناك ثلاثة أنماط مختلفة حيث تستجيب لضوء الموجات المختلفة (أزرق وأخضر وأحمر).

خلقي ـــ ولادي **Congenital**

مصطلح يستخدم لوصف مرض أو حالة موجودة مع الولادة، عكس المكتسب.

فرط نشاط الدرق الخلقي **Congenital Hyperthyroidism**

انظر فقرة: فدامة ـــ شغل CRETINISM.

توأمان ملتصقان **Conjoined Twins**

انظر فقرة: توأم سيامي SIAMESE TWINS.

التهاب الملتحمة **Conjunctivitis**

التهاب الغشاء المخاطي (للملتحمة) الذي يبطن القسم الداخلي للجفن ويغطي الجزء الأمامي للعين.

تصبح العينان وردية اللون ودامعة، وتتسبب الحالة عادة من التهاب ربما يكون جرثوميا وفيروسي أو يتسبب من عضويات مجهرية وهي المتدثرة.

المعالجة تعتمد على السبب، ويستعمل عدد من الأدوية حتى في شكل قطرات عينية.

النسيج الضام **Connective Tissue**

نسيج رابط أو داعم داخل الجسم، وهو يحمل أو يفصل أنسجة أخرى أو أعضاء يحوي موادا مطحونة تركب مادة تدعى عديد السكاكر المخاطية. منها ألياف معينة مثل الصفراء المرنة، والكولاجين الأبيض والألياف الشبكية المثبتة بشكل طولي مع خلايا أخرى متنوعة.

على سبيل المثال: الخلايا البدينة، والبلعمة الكبيرة، وأورمات الليفية والخلايا الدهنية: تختلف العناصر الرئيسية في التحضير في أنواع مختلفة في النسيج الضام لإنتاج عدد من الأنواع البارزة.

مثال: النسيج الشحمي والغضروف والعظم والأوتار والأربطة.

التنبيه (التحريض) البؤبؤي التوافقي **Consensual pupillary Stimulation**

انظر فقرة: انعكاس الضوء LIGHT REFLEX.

إمساك ـــ قبض **Constipation**

هي الحالة عندما تكون مضخة الأمعاء كثيرة الندرة (غير مواظبة) ويصبح الغائط عندما يمر رطبا وصلبا وقاسيا ومؤلما.

يختلف تكرار الفتح الطبيعي للمصران من شخص لآخر لكنه يصبح مشكلة عند الإمساك.

وهو عادة بسبب إهمال هذه العادة أو الإهمال للوجبة.

لتصحيح الحالة،ربما التغير في نمط الحياة مطلوب متضمن أخذ تمارين أكثر وسوائل زائدة ومخشنات في الوجبة، واستعمال الملينات و الحقن لتجويف الحالة.

والإمساك أيضا عرض لحالات متنوعة كثيرة لانسداد المصران (بواسطة ورم) لكن هذا أقل شيوعا.

استهلاك ـــ سلال ـــ ضنى **Consumption**

انظر فقرة: تدرن/ فيلة تدرنية TUBERCULOSIS.

منع الحمل **Contraception**

هو منع للحمل، وهو يتم من طرق إعاقة، حيث يوجد عوائق مادية لمنع النطفة من الدخول إلى الرحم، وهي الواقي الذكري (غلاف) والحاجز (غطاء).

بالإضافة إلى كونه مانعا للحمل ينقص الغلاف خطر المرض المنتقل عن طريق الجنس الناتج عن الاتصال بالشريك.

(انظر فقرة: داء الزهري: VENEREAL DISEASE)

ويشمل الخمج ب HIV (الإيدز)، طريقة الحاجز هي وسيلة منع الحمل ضمن الرحم (اللولب).

ومانعات الحمل الفموية (الحبوب) التي هي مستحضرات هرمونية.

المستحضر هو أدوية هرمونية تُعطى بالحقن، عن طريق الغرس تحت الجلد أو تتحرر من حلقات داخل المهبل.

التعقيم (إخصاء) لأي من الرجل والمرأة يؤمن وسيلة من وسائل منع الحمل.

أيضا إعطاء جرعة عالية من مانعات الحمل الفموية خلال 72 ساعة من الاتصالات غير المحمية، لكنها عادة تستعمل كإجراء طارئ.

الطريقة المنتظمة في منع الحمل تتضمن حصر الاتصالات الجنسية بأيام محدودة من الدورة الشهرية عندما يكون الحمل في أدنى احتمال للحدوث.

الرقابة الدوائية Controlled Drugs

في المملكة المتحدة يتابع موضوع حصر الاستعمال الخاطئ للدواء (إساءة الاستعمال) قانون 1971 حيث تصنف الرقابة الدوائية إلى ثلاثة (فئات) أصناف: صنف (فئة) A يشمل LSD مورفين ـ كوكائين ـ بيثبدين.

صنف (فئة) B يشمل الحشيش، امفيتامين والباربيتورات.

صنف (فئة) C يشمل الأدوية المتعلقة بـ امفيتامين وأخرى.*

* في سورية هناك رقابة دوائية متواصلة من وزارة الصحة على الشركات ومستحضرات الدوائية.

رض ـــ كدم **Contusion**

مرض شديد على الجسم، ضرر أو أذية للجسد أو بعض أجزاء من الجسم بـدون تحطـيم في الجلد. السبب بأداة غير حادة أو عبر السقوط.

نقاهة **Convalescence**

شفاء تدريجي لصحة الشخص وقوته بعد المرض أو العملية.

اختلاج أو نوبات **Convulsion or Fits**

استرخاء وتقلص العضـلات بسرعـة متناوبـة لا إراديـة ترخـي الجسـم والأطـراف تنثنـي، أسبابها اضطراب في عمل الدماغ، عنـد اليـافعين عـادة مـن الصرع، في الصـغار والأطفـال الأكـبر تحدث بهدوء عموما لكن إنذارها عموما غير حاد.

تتضمن الأسباب حمـى عاليـة تسـبب الانتـان، وأمـراض الـدماغ مثـل التهـاب السـحايا، واحتباس التنفس الذي يعتبر عاملا هامـا في الرضـع والأطفـال الأكـبر سـنا ويعتقـد أن يكـون أكـثر شيوعا بالشباب الصغار بسبب أن الجهاز العصبي غير ناضج، وبحالـة المـرض أو الالتهـاب فإنـه يتطلـب المعالجة وهو نادرا ما ينذر الحياة.

فقر الدم لـ كولي **Cooley's anaemia**

انظر فقرة: فقر الدم البحري (التلاسيميا) THALASSAEMIA.

مسمار ـــ ثقن جراب مخاطي بارز عند إبهام القدم **Corn and bunion**

مسمار صغير، يتوضع بشكل المخروط صلب، يصبح الجلد ثخينا في أو بين أصابع القـدم، رأس المسمار يُعرف ب (العين)، تتجه الرؤوس نحـو الـداخل وتسـبب ألمـا. يتسـبب مـن ضـغط الألبسة قليلة الملائمة، الجراب موجود فوق منطقة الاتصال على قاعدة أكبر أصابع القدم، وأيضـا وبسبب من ألبسة القدم الضيقة قليلة الملائمة.

بحال الجراب، منطقة الاتصال بين الإبهام وأول عظم مشطي يصبح متضخما ويشكل تورما تحت الجلد الثخين بسبب الانحناء المُسبب من الحذاء الأبخس المطرقة (القفع) متشابه لكن يصيب اصبع القدم الثاني بحيث يصبح مائلا على نقطة الاتصال ليصبح مشابها للمطرقة (hammer) بسبب الأحذية أو الجزمات الضيقة جدا أو مستدقة الرأس.

قرنية العين **Cornea**

الطبقة السطحية المكشوفة للعين، الشفافة حيث تتوضع فوق القزحية والعدسة.

إنها تكسر الضوء الداخل للعين، توجه الأشعة إلى العدسة وهكذا تعمل كضبط خشن إنها طبقة من النسيج الضام ولا تحوي مصادر دموية لكنها تتزود بالعناصر الغذائية من الخلط المائي داخل العين وهي عالية الحساسية للألم.

تستعمل كمؤشر لحالة الشخص بحال حضور أو غياب الاستجابة إذا تأثرت القرنية (تأذت). مثال: المريض المسبوت.

الطعوم القرنية أو رأب القرنية **Corneal Graft or Keratoplasty**

إجراء جراحي لإبدال القرنية المريضة أو المتضررة مع أخرى من المانحين.

أحيانا الطبقة الخارجية من القرنية تستبدل (رأب القرنية الصفيحي) أو كل البنية تكون مصابة (رأب القرنية الثاقب).

رأب وعائي اكليلي **Coronary Angioplasty**

انظر فقرة: رأب وعائي ANGIOPLASTY.

الشرايين التاجية (الإكليلية) **Coronary Arteries**

الشرايين التي تزود القلب بالدم وتأتي من الأبهر.

انظر فقرة: (الشريان ARTERY).

Coronary Artery Disease

مرض الشريان الاكليلي

حالة غير طبيعية تؤثر على الشرايين في القلب.

(انظر فقرة الشريان ARTERY).

اشيع مرض هو التصلب العصيدي الاكليلي وهو أكثر انتشارا عند السكان الذين يتناولون دهون كثيرة، ودهون مشبعة وكربوهيدرات نقية.... الخ في وجباتهم.

الخناق هو العرض الشائع لمثل هذه الأمراض.

Coronary bypass graft

الطعوم المجازية للشريان

عملية جراحية تُجرى لواحد أو أكثر من الشرايين التاجية المتضيقة بسبب مرض (تعصد الأوعية).

تستخدم قطعة من وعاء دموي من الرجل كطعم لمجازة المسدود.

وهذه العملية الرئيسية هي غالبا ناجحة وتُحسن نمط حياة المريض بشكل مذهل.

Coronary Thrombosis

خثار اكليلي (تجلط)

سدادة فجائية لواحد من الشرايين الاكليلية بسبب خثرة دموية أو جلطة تعترض مصدر الدم إلى القلب.

ينهار المصاب مع ألم صدري اختضاري وشديد، غالبا يترافق مع غثيان وإقياء، يصبح الجلد شاحبا وباردا، وترتفع درجة الحرارة مع صعوبة في التنفس تشكل الخثرة التاجية عموما من تعصد الأوعية، وجزء من العضلة القلبية التي تعطل بها مصدر الدم تتموت.

تُعرف الحالة باحتشاء عضلي قلبي.

تتألف المعالجة من: إعطاء أدوية مسكنة للألم قوية. على سبيل المثال: مورفين.

العناية خاصة جدا في وحدة العناية الاكليلية هي عادة مطلوبة للتعامل مع اللانظميات وقصور القلب وتوقف القلب. وهذه هي النتائج القاتلة الأساسية للخثار الاكليلي.

جسيم ـ كرية   Corpuscle

انظر فقرة: الدم BLOOD.

الجسم الأصغر   Corpus luteum

هو النسيج الذي يتشكل داخل المبيض بعد تمـزق جريـب غـراف (البنيـة التـي تحـوي البيضة) وتتحرر البيضة (الخلية التناسلية الأنثوية) في وقت الإباضة.

يتألف من كمية من الخلايا الحاوية على مواد دهنية صفراء وتفرز هرمـون برجسـترون، الذي يحضر الرحم لاستقبال البيضة الملقحة.

إذا لم تلقح البيضة ولم تنغرس المضغة وتأخذ مكانها فإن الجسم الأصفر ينحل.

وعلى كل حال إذا كان الحمل هـو المرحلـة التاليـة فـإن الجسـم الأصـفر يتمـدد ويفـرز البرجسترون حتى الشهر الرابع عندما يتولى هذا العمل أمره بواسطة المشيمة.

قشر ـ لحاء   Cortex (pl. cortices)

الجزء الخارجي للعضو الذي يتوضع تحت غطائه المحيط أو الغشاء الخارجي.

أمثلة: قشر الكظر للغدة الكظرية، والقشر الكلوي للكليتين، قشر المخ للدماغ.

قشري Cortico_

بادئة (يبدأ بها المصطلح) تتعلق بالقشر (اللحاء).

الستيروئيدات القشرية Corticosteroid

أي هرمون قشري يصنع بواسطة قشر الكظر، وهناك نوعان رئيسيان:

ـ الستيروئيدات القشرية السكرية: مثل: هيدروكورتيزون وكورتيزون (كورتيزول) وهو مطلوب من الجسم بشكل رئيسي من أجل استقلاب السكريات ومن أجل الاستجابة للإجهاد (الضائعة)

ـ الستيروئيدات القشرية المعدنية على سبيل المثال: الالدسترون، التي تضبط توازن الماء والأملاح.

كلا المجموعتين تصنّع تركيبا وتستعمل في معالجة الاضطرابات المتنوعة.

الكورتيزون Cortisone

هرمون ستيروئيدي قشري سكري (انظر فقرة: الستيروئيدات القشرية CORTICOSTEROID) يُنتج من قشر الكظر يستعمل طبيا في معالجة عوز الهرمونات القشرية الكظرية.

يحدث العوز في مرض أديسون، وعند الحاجة للإستئصال الجراحي للغدد الكظرية لبعض الأسباب.

استعمالاتها مقيدة لأن لها تأثيرات جانبية عديدة تتضمن أذية للعضلة والعظم، وتغيرات في العين، قرحات معدية ونزف بالإضافة لاضطرابات هرمونية وعصبية.

Cosmetic Surgery

جراحة تجميلية

انظر فقرة: الجراحة التقويمية (جراحة الرأب) PLASTIC SURGERY

Costal Cartilage

غضروف ضلعي

نوع من الغضروف تصل الضلع بالقص (عظم الصدر).

Cot Death

موت المهد

انظر فقرة: متلازمة موت الرضيع المفاجئ SUDDEN INFANT DEATH
SYNDROME

Cough

سعال

شهيق عميق من الهواء المتدفق عن طريق تقلص تشنجي وزفير أنفي وتتسبب من
بعض الإثارة في ممرات الهواء (سعال جاف).

أو نفث المخاط (سعال رطب).

انظر أيضا فقرة: مقشع ــ منفث EXPECTORANT.

Coxsackie Virus

فيروس كوكساكي

انظر فقرة: الحمى المعوية (الأحشائية) ENTEROVIRUS.

Cradle cap

قلنسوة المهد

شكل من السيلان الدهني أو التهاب الجلد لفروة الرأس، تصيب الأطفال اليُفع
ويستجيب لمراهم تحتوي بارافين ناعما أبيض، حمض الصفصاف (الساليسيليك) والكبريت.

Cramp

مَعَص عُقّال (شد عضلي)

تقلص عضلي تشنجي مؤلم ومديد، يحدث غالبا في الأطراف ولكن يمكن أن يصيب أعضاء
داخلية معينة

(انظر فقرة: المغص وألم المعدة COLIC and GASTIR ALGIA)

ربما ينتج المعص من عدم التوازن الملحي، كما في المعص الحراري، العمل في درجة الحرارة العالية يسبب عرقا مفرطا ناشئا عن فقد الأملاح، ويمكن أن تصحح الحالة والوقاية منها عن طريق زيادة الملح المأخوذ.

المعص المهني يأتي من الاستعمال المتكرر والمتواصل للعضلات الجسمية (الجزئية).

على سبيل المثال: معص الكتّاب، المعص الليلي يحدث خلال النوم وخصوصا شيوعه بين الناس الكبار في السن والسكريين والنساء الحوامل وسبب المعص الليلي غير معروف.

الأعصاب القحفية Cranial Nerves

12 زوج من الأعصاب التي تنشأ مباشرة من الدماغ، كل منها له فروع بطنية وظهرية تُعرف بالجذور. كل جذر يبقى منفصلا ويحدد برقم روماني بالإضافة للاسم.

بعض الأعصاب القحفية بشكل أساسي (حسي) بينما الآخرين (حركي) كبير.

ويغادرون الجمجمة من خلال ثقوب منفصلة، تعبر الأعصاب الشوكية والقحفية.

(انظر فقرة: الحبل الشوكي SPINAL CORD) جزء هام من الجهاز العصبي المحيطي الذي يشمل كل الأجزاء المتوضعة خارج الدماغ والنخاع الشوكي.

القحف Cranium

الجزء من الجمجمة الذي يحوي الدماغ، يتشكل من ثمانية عظام مسطحة ملتصقة، والتي تتصل معا بواسطة مفاصل درزية غير متحركة.

Creatinine

كرياتينين

انظر فقرة: بول URINE

Crepitus

فرقعة

1ـ صوت صريري يُسمع عندما تحك (تحتك) نهايتان عظميتان مكسورتان معا، وأيضا في المفاصل الرثيوية.

2ـ صوت صريري وألم في تلين غضروف الداغصة، الذي يُخشن السطح الداخلي للداغصة.

3ـ سماع صوت عبر وسائل كالسماعة من الرئة الملتهبة عندما يكون هناك سائل في الأسناخ (انظر فقرة ALAEOLUS).

Cretinism or Congenital hyperthyroidism

فدامة/ سفل/ قماءة أو فرط نشاط الدرق الخلقي

متلازمة تتسبب من نقص في الهرمون الدرقي، الذي يُحدث قبل الولادة.

تتميز بالقزامة، والتخلف العقلي، وخشونة الجلد والشعر.

إن التشخيص المبكر مع خلاصة الدرقي (الدرقين) يعتبر حيويا.

إن هذه المعالجة تحسن وبشكل كبير تفكير الطفل والمهارات الأخرى.

في المملكة المتحدة يُختبر المصل الدموي من الأطفال حديثي الولادة مستوى خلاصة الدرق لكي تكشف هذه الحالة.

Disease ((CJD ـ Creutzfeldt)) jakob

مرض كريتزفيلدت ـ جاكوب

Or Spongiform Encephalopathy

اعتلال دماغي اسفنجي

مرض مميت للدماغ، يعتقد أن يكون سببه من الفيروسات البطيئة.

هناك ضمور اسفنجي للدماغ وعته متدرج وسريع، إنه عـادة يصيب في متوسـط العمـر والسن المبكر وهو عادة مميت خلال سنة.

الأمراض المشابهة في الحيوانات هي اعتلال دماغي اسـفنجي بقـري (BSE) في الماشـية و Scrapie في الخروف، ويرجح بعض العلماء أنه ربما قابل للإنتقال إلى البشر.

حديثا هناك إنذار ـ إن بعض اليافعين المعالجين في فترة الطفولة من القزامة من خلاصة الغدة النخامية المأخوذ من الجثث - من خطر الإصابة بمرض كريتزفيلدت ـ جاكوب.

يزعم أن بعضا من الغدد النخامية المأخوذة ربما مصابة بالانتان من الفيروس وقد مر بها المرض وهو فورا سبب بعض التموتات

مرض كرون **Crohn's Disease**

التهـاب مـزمن للـمصران، خصوصـا المعـي اللفـائفي، (انظـر فقـرة: الالتهـاب اللفـائفي (ILEITIS

خانوق ــ صرير ــ كرير **Croup**

مجموعة من الأمراض التي تخص البلع، انسداد جزئي والتهاب من المدخل إلى الحنجـرة، تحدث في الأطفال اليافعين. يصبح التنفس خشنا ومُرهقا، وينتج صوت توجان منطقـي، يترافـق مع سعال وترفع حروري.

تتجه الدفتريا لتكون أكثر الأسباب شيوعا للخنـاق، لكـن الآن ينـتج عـادة مـن التهـاب متنوع للسبيل التنفسي (التهاب القصبات والرغـامى والحنجـرة) ترتـاح الحالـة عنـد استنشـاق البخار (ملطف يحضر مثل صبغة البنزوئين وهي أحيانا تضاف إلى الماء الساخن) وأيضـا مسـكن خفيف أو قاتلا للألم.

نادرا ما يصبح الإنسداد خطيرا وتاما ليسد الحنجرة، وبالحالة الخطيرة يتم فغر الرغامى أو ربما يكون التنبيب الأنفي الرغامي مطلوبا.

عادة أعراض الخناق الخمود لكن ربما يملك الطفل نزعة نحو نوبات مستقبلية.

تاج **Crown**

انظر فقرة: السن TOOTH

الجراحة بالتبريد/ جراحة الابتراد/ جراحة قَرّية **Cryosurgery**

استعمال النهاية الباردة لإجراء نتاجات جراحية. عادة في أماكن التي يتطلب إزالة أنسجة متوضعة غير مطلوبة.

الفوائد الموجودة نزف قليل أو لا يوجد أو حساسية للألم والتندب.

الأداة التي تدعى مسبار قرِّي هي التي تستعمل، رأس دقيق بارد بواسطة مواد محلول التبريد التي توجد داخل المسبر.

محاليل التبريد المستعملة هي ثاني أكسيد الكربون وغاز أكسيد النيتروس وسائل النتروجين.

جراحة الابتراد تستعمل لإزالة الساد (الماء الأزرق)، والثآليل ولتدمين بعض أورام العظام.

الماسح الطبقي المحوري **CT Scanner**

انظر فقرة: التصوير الطبقي المحوسب COMPUTERIZED TOMOGRAPHY

زرع ــ مستنبت ــ مزرعة ــ زريعة **Culture**

جمهرة البكتريا والفيروسات وكائنات مجهرية أخرى أو خلايا تنمو في المختبر في أساس مُغذٍ تُعرف بمستنبت الزرع (بيئة الزرع).

مكشطة ـــ مقحفة **Curette**

أداة جراحية تستعمل لإزالة الناميات، النسج الميتة..... الخ من جدار جوف جسدي.

متلامة كوشينج **Cushing's Syndrome**

اضطراب استقلابي ينتج من وجود كمية زائدة من الستيروئيدات القشرية في الجسم، يسبب عدم القدرة على تنظيم الكلستيرول أو هرمون منبه قشر الكظر (ACTH).

أكثر الأسباب شيوعا هو ورم الغدة النخامية (تنتج إفراز ACTH) أو خباثة في مكان آخر، على سبيل المثال: في الرئة أو الغدة الكظرية، والمعالجة المفرطة بأدوية الستيروئيدات القشرية.

الأعراض: تتضمن البدانة، واحمرار الوجه والعنق، ونمو شعر الوجه والجسم، وتخلخل العظام، وارتفاع ضغط الدم وممكن اضطراب عقلي.

جلدي **Culaneous**

مصطلح يستعمل لوصف أي شيء يخص الجلد أو ما هو موجود فيه أو ما يؤثر به.

جُليدة ـــ البشرة ـــ قشيرة **Cuticle**

1ـ اسم للطبقة الخارجية أو بشرة الجلد

2ـ الطبقة الخارجية للخلايا المغطية للشعر.

التسمم بالسيانيد **Cyanide poisoning**

تسمم بأي أملاح حمض الهيدروسيانيد، الذي يشل الجهاز العصبي وعادة مميت خلال دقائق.

سيانوكوبالامين **Cyanocobalamin**

انظر فقرة: فيتامين ب 12 VITAMIN B 12

ازرقاق **Cyanosis**

مظهر أزرق اللون للجلد بسبب قصور الأكسجين داخل الدم.

أول ما يلاحظ على الشفتين، وقمة الأذنين، والخدين والأظافر.

يحدث في حالة فشل القلب، وأمراض الرئة، والاختناق وفي ازرقاق الرضّع الذين لديهم عيوب قلبية خلقية.

كيس ــــ كييس **Cyst**

ورم صغير، عادة حميد (غير خطير)، يحوي سائلا (أو مفرزات طرية) داخل غشاء الكييس.

أمثلة: أكياس زهمية، والأكياس في الأثداء (الناتجة عن انسداد أقنية الحليب)، وأكياس المبيض، التي ربما تكون كبيرة وتحوي سائلا كثيفا ورائقا.

الأكياس الجلدية هي خلقية وتحدث في أماكن من الجسم التي فيها تُغلق الفلوق الجنينية قبل الولادة. وهي ربما تحتوي مواد دهنية، وشعر، وجلد وشظايا من العظم وحتى أسنان.

الأكياس العدارية وهي طور في دورة حياة طفيلي معين (الدودة الشريطية الوحيدة) وربما يتواجد في البشر، خصوصا في الكبد.

لُياف كيسي **Cystic fibrosis**

مرض خلقي، جين ناقص مسؤول عن التكوين، موجود على الصبغي البشري رقم /7/. يصيب المرض كل الغدد المفرزة للمخاط للرئتين، والبنكرياس والفم والسبيل المعدي المعوي، وأيضا الغدد العرقية في الجلد،

ينتج المخاط الكثيف، ويؤثر في إنتاج الأنزيمات المعثكلية وتسبب توسع قصبات وتصبح مسدودة.

تصبح الالتهابات التنفسية بهذه الحالة شائعة، ويحتوي العرق مستويات عالية غير طبيعية من الصوديوم والكلورايد.

ويحتوي البراز أيضا كمية من المخاط وله رائحة كريهة.

المرض متعذر الشفاء، ولا يمكن تشخيصه بواسطة اختبارات ما قبل الولادة.

التهاب المثانة **Cystitis**

التهاب في المثانة، يحدث طبيعيا بسبب إنتان جرثومي، والكائن العضوي المسبب عادة هو الاشريشياكولي وتلاحظ بسبب الحاجة للتبول المتكرر مترافقة مع حس حرقة.

الحالة شائعة عند الإناث وهي عادة ليست خطيرة لكن الخطر أنه ربما ينتشر الإنتان إلى الكليتين. وانتشار الحالة عند المرأة هو بسبب أن الاحليل قصير جدا أكثر منه في الرجل.

والبكتريا (والتي هي موجودة ومعدومة الأذية في المصران) والسبيل الاحليلي والمهبل أكثر قابلية لكسب الدخول.

المعالجة: مضادات الالتهاب وشرب كمية من السوائل.

الوراثيات الخلوية **Cytogenetics**

انظر فقرة DROSOPHILA ذبابة الندى.

الحركة الخلوية **Cytokine**

انظر فقرة: INTERLEUKIN

سيتوبلازما (هيولى) **Cytoplasm**

هي المادة الموجودة داخل جدار الخلية التي تحيط بالنواة وتحوي عددا مـن الجزئيـات العضوية.

انظر أيضا فقرة: الخلية البدنية MAST CELL

Cytosine

سيتوسين / مادة قاعدية المكزن الأساسي في كثير من الأحماض النووي

انظر فقرة: NUCLEOTIDE نيكليوتيد

سام للخلايا/ متعلق بالسم الخلوي **Cytotoxic**

مصطلح يستعمل لوصف مادة لها ضرر أو تخريب للخلايا.

تستعمل الأدوية السامة للخلايا في معالجـة أشـكال متنوعـة مـن السرطـان والتـأثر عـن طريق كبح انقسام الخلية.

وهي أيضا تضر الخلايا الطبيعية، ويجب أن تكـون اسـتعمالاتها منظمـة وبحـذر في كـل مريض وبشكل شخصي (أي لكل مريض خصوصية) وربما تستعمل وبشكل مشارك مع المعالجـة الشعاعية أو لوحدها بخصوصيتها.

D

الدالتونية (عمى الألوان) **Daltonism**

انظر فقرة: عمى الألوان COLOUR BLINDNESS

مختصر لكلمتي توسيع وكشط **D and C**

انظر فقرة: توسيع وكشط DIALTATION and CURETTAGE

الحيز الميت ـ الحيز العاطل (الحجم الميت) **Dead Space**

حجم الهواء، بشكل أساسي في الرغامى والقصبات، الذي لا يدخل في التبادل الغازي (أكسجين/ ثانِ أكسيد الكربون). في كل تنفس يؤخذ إلى الرئتين يوجد كمية منه لاتستعمل مباشرة في العملية التنفسية.

الصمم ــــ الطرش **Deafness**

نقص في السمع جزئي أو كلي، ربما يكون الصمم مؤقت أو دائم، وصلي أو حسي، (خلقي) وراثي أو مكتسب.

ـ فقد السمع الخلقي ليس حالة شائعة. في كثير من الحالات يكون الفقد بسبب مشكلة في حلزون الأذن الداخلية، والعصب السمعي أو صمم عصب الدماغ. هذه الحالة شائعة في كبار السن، بالرغم من عدم وجود سبب جزئي متماثل. تتضمن الأسباب الأخرى التعرض للضجيج الصناعي أو الانفجارات.

فقد السمع الوصلي هو نتيجة قلة في نقل الأمواج الصوتية إلى الأذن الداخلية، يمكن بسبب التهاب الأذن، التي تسبب التهاب الأذن الوسطى وتثقب غشاء الطبل، الحالة الأخيرة يمكن معالجتها بالجراحة أو تُساعد باستعمال المعينة السمعية.

انظر أيضا فقرة: اختبار ريني RINNE'S TEST

اختبار ويبير WEBER'S TEST

الساقط ــــ الغشاء الساقط ــــ نفاض **Decidua**

نسيج ظهاري طري الذي يشكل بطانة الرحم خلال الحمل، ويطرح مع الولادة.

انظر فقرة: ظهارة EPITHLIUM

قرحة الاستلقاء/ الثاقبة **Decubitus ulcers**

انظر فقرة: قرحة الفراش BED SORES

إيقاف الرجفان **Defibrillation**

تطبيق صدمة كهربائية كبيرة على جدار الصدر للمريض الذي لديه رجفان في القلب. (انظر فقرة: اختلاج FIBRILLATION)

إن تطبيق الصدمة الكهربائية المباشرة سيسمح لناظم الخطى لإطلاق نظم صحيح مرة أخرى.

داء العوز **Deficiency disease**

المرض الذي يتسبب من نقص الفيتامينات أو مواد متعلقة بأغذية أخرى أساسية.

أمثلة: بري بري وبيلاغرا والاسقربوط.

تنكس ــــ حؤول ــــ ضمور **Degeneration**

إتلاف إضافي لأنسجة الجسم أو العضو يسبب نقص في عملها.

ربما تكون التغيرات بنيوية كيميائية، وهناك عدد من الأنماط: شحمي، ليفاني، كلسي (كما في الحصية)، مخاطي، وكثير منها.

التنكس ربما نتيجة لتقدم العمر، والوراثة والتغذيـة السـيئة، والسـموم كـما أن الكحـول أيضا تسهم في تقدم التنكس كما في تشمع الكبد.

تجفاف
Dehydration

خروج الماء، وبأكثر دقة فقد الماء من الجسم خلال التبول، التعـرق...... الـخ أو انخفـاض رضيا بسبب خفض المقدار الممتص. يتمزق الكهرل (المنحل الكهرباوي) الجسمي الأساسي (مثـل الصوديوم، الكلورايد، البوتاسيوم) وبعد هذا العرض يأتي الظمأ وحدة الطبع والارتباك.

هذيان
Delirium

اضطراب عقلي يوصف بالارتباك وهياج وخوف وقلق وتخيل وأحيانا هلوسة.

سبب عسر الوظيفة المخية ربما نقص التغذيـة، الأزمـة (الشـدة)، الانسـمام السـمعي، أو الصدمة العقلية.

هذيان ارتعاشي
Delirium tremens

شكل من الهذيان، يحدث غالبـا بسـبب الاسـترداد الكلـي أو الجـزئي للكحـول بعـد فـترة السحب المفرط.

تتضمن الأعراض وهـي كثـيرة: الأرق، وهيـاج، والارتبـاك، والخـوف والحمـى حتـى مـع هلوسة قوية.

تستلزم المعالجة تقليل أو تبديل الاعتماد على الكحول ويترافق مع مسكن وأدويـة مثـل بينزويازيبين.

(أشعة) أمواج دلتا
Delta wave

واحد من أربعة أنماط من الموجات الدماغية والأكثر بطءا مـن الأربعـة تترافـق موجـات دلتا مع النوم العميق، وإذا شوهدت أمواج دلتا في مخطط الدماغ الكهربائي لليـافع المسـتيقظ يدل ذلك على ضرر الدماغ.

مثال: المصروعين، أورام الدماغ.

الدالية **Deltoid**

عضلة، مثلثية الشكل، تُغطي الكتف وتتصل بعظم الترقوة ولوح الكتف والعضد.

إنها تُمكن اليد من الارتفاع من جانب الجسم للأعلى.

عته ــ خرف ــ خبل **Dementia**

اضطراب عقلي يتميز في تخليط وعدم التوجه وفقد الذاكرة وتغيرات شخصية ونقص سعة فكرية (عقلية).

يحدث الخرف في أشكال متعددة:

العته الشيخي، مرض ألزهايمر، العته متعدد الاحتشاءات.

الأسباب متنوعة وتتضمن: الأمراض الوعائية والورم الدماغي وورما دموي تحت الجافي، واستسقاء الرأس وفرط نشاط الدرق.

نزع النخاعين **Demyelination**

هي العملية التي يتم بها تخرب غمد النخاعين المحيط بالليف العصبي، يؤدي لتلف عمل العصب ويترافق مع التصلب المتعدد، ويُمكن أن يحصل بعد ضرر العصب.

مسخ الخواص الطبيعية **Denaturation**

تمزق، غالبا بواسطة الحرارة للأربطة الضعيفة التي تربط البروتين مع بعضه.

ارتفاع درجة الحرارة مميت لأغلب الحيوانات، بسبب أن الأنزيمات (التي هي بروتينات) التي تقوم بالأعمال المحفزة الأساسية في العمليات الكيميائية الحيوية الداعمة للحياة، تنمسخ بشكل غير عكوس.

الزائدة الشجرية، تشعب عصبي **Dendrite**

واحدة من فروع دقيقة متعددة لامتداد الخلية العصبية.

التشعب العصبي هي على " النهاية المستقبلية" للخلية العصبية (عصبون) وهي تشـكل الشبكة التي تزيد المنطقة لاستقبال النبضات من نهايات المحاور العصـبية للعصـبونات الأخـرى في المشبك (نقطة الاتصال).

حمّى الضنك، أبو الركب **Dengue fever**

مرض استوائي يسببه فيروس الذي ينتقل بواسطة البعوض.

عاج السن **Dentine**

مادة تشكل جزءا من السن، تتوضع بين حجرة لب السن والميناء.

إنها تشابه العظم في التركيب لكن تحـوي أوعيـة دمويـة، الأليـاف العصـبية وامتـداداتها والادونتوبلاست (الخلايا التي تنتج العاج).

الحمض النووي الريبي منقوص الأكسجين **Deoxyribonucleic acid**

انظر فقرة: DNA

المستحضر المخزن **Depot preparation**

هو دواء، عادة هرموني، موجود في واسطة كالزيت أو الشمع يُحقن عميقا ضمن العضل وبعدها هذه الواسطة تسمح للدواء بالتحرر بشكل بطيء على مدى أيام وأسابيع أو أشهر.

المثبطات **Depressant**

هي أدوية تستعمل لإنقاص وظائف أجهزة الجسم مثـل مثبطـات التـنفس، إن الأدويـة مثل مخدر أفيوني، والتخدير عام..... الخ. تعتبر مثبطات.

الكآبة   Depression

حالة عقلية من الحزن الطويل يسيطر عليها التشاؤم، بحيث تضطرب فيه نماذج السلوك الطبيعية (النوم، الشهية ...... الخ)

أسبابها مختلفة: الحوادث المزعجة، الفقد ...... الخ.

تتضمن المعالجة استعمال الأدوية والمعالجات "النفسية"

التهاب الجلد   Dermatitis

التهاب في الجلد متشابه في عدة نقاط لـ ـ وغالبا تتبادل مع ـ الاكزيما.

وهو يتميز بالاحمرار والألم والحكة.

له عدة أشكال: التهاب الجلد بالتماس: يحدث بتماس الجلد مع مواد يكون الجلد حساسا لها. ربما يسببه عدد كبير من المركبات والمواد.

تتضمن المعالجة استعمال الستيروئيدات القشرية.

ـ التهاب الجلد الضيائي: يتظاهر باحمرار وتقرح الجلد المتعرض لضوء الشمس ويحدث ذلك في اليدين والوجه والرقبة عادة خلال أشهر الصيف.

بعض الأشخاص يصبحون متحسسين للضياء بسبب الأدوية أو وضع مستحضرات تجميل بينما آخرون يكون لديهم أرضية تحسسية.

ـ التهاب الجلد الحمامي أو التوسفي:

يتضمن بقعا من الجلد الأحمر والمثخن والمتقشر، تترافق غالبا مع حالات جلدية أخرى مثل: الصداف.

وتشكل الستيروئيدات الجزء الأساسي لعلاج هذه الحالات.

الأدمة   Dermis

انظر فقرة: بشرة الجلد EPIDERMIS   الجلد SKIN

إزالة التحسس **Desensitization**

1ـ تقنية يتم بها بناء شخصية مقاومة للتحسس عن طريق أخذ جرعات متزايدة تدريجيا على مدى فترة من الزمن.

2ـ في معالجة الرهابيات، عندما يواجه المريض تدريجيا لحالة يتخوف منها مع تعليمات مرافقة بالإسترخاء وتخفيض القلق.

انفصال الشبكية **Detached retina**

الحالة التي تحدث عندما تنفصل شبكية العين من المشيمة (الطبقة من كرة العين مع الأوعية الدموية والخضاب الذي يمتص الضوء المفرط، تحمى الرؤية المغشاة "غير الواضحة").

ربما يحدث الانفصال بسبب مرض أو التهاب أو بسبب رشح الرطوبة الزجاجية من خلال شقوق في الشبكية لملئ الفراغ بين الشبكية والمشيمية. هكذا تُمزق الانفصالات الدقيقة.

يمكن تصحيح الحالة بالجراحة التي بها يتم تسخين الارتباط معا للشبكية والمشيمية, يستعمل النسيج المتندب.

حكة **Dhobi itch**

انظر فقرة: السعفة ـ القوباء RINGWORM

بوالة تفهة **Diabetes insipidus**

حالة نادرة مختلفة بشكل كامل عن الداء السكري وتتميز بعطش شديد والبوال.

(انظر فقرة: العطاش (شدة العطش) POLYDIPSIA)

تحدث بسبب نقص هرمون الإبالة أو عدم قدرة الكلية في الاستجابة للهرمون.

الداء السكري **Diabetes mellitus**

اضطراب استقلابي كامل يتضمن السكريات (كاربوهيدريت)، والدسم والبروتين يتسبب من تراكم السكر في الدم والبولة ونتيجة لنقص الأنسولين الذي تنتجه البنكرياس. ولذلك لا يمكن تحطيم السكر لتحرير الطاقة. وهكذا تستخدم الدسم كبديل لمصدر الطاقة.

تتضمن الأعراض: العطش وبوال ونقص في الوزن وإن استعمال الدهون يمكن أن يسبب كتان(*) وبيلة كيتونية.

وفي شكله الأكثر شدة تشاهد الاختلاجات التي تتبع بالسبات السكري.

المعالجة: يعول على ضبط الحمية مع جرعات من الأنسولين أو الأدوية.

أما التأثيرات طويلة الأجل فهي: تثخن الشرايين، وفي بعض الحالات ربما تتأثر العينان والكليتان والجهاز العصبي والجلد والدورة الدموية.

انظر فقرة: تدني سكر الدم HYPOGLYCAEMIA

فرط سكر الدم HYPERGLYCAEMIA

تشخيص **Diagnosis (pl. diagnoses)**

هي العملية التي يتم بها وصف دقائق المرض أو الحالة حيث تحدد بعد دراسة المعالم المناسبة.

أي: الأعراض والمظاهر الفيزيائية، ونتائج الفحوصات المخبرية..... الخ.

وفي كثير من الحالات تتطلب التشاخيص مهارات كبيرة ومن ثم تُعد المعالجة.

(*) ازدياد تولد الأجسام الكيتونية أو الخلونية (الاستونية).

Dialysis (pl. dialyses)   الديلزة/ الميز الغشائي

استعمال غشاء نصف نفوذ لفصل الجزيئات الكبيرة والصغيرة عبر انتشار انتقائي.

يُعتبر النشاء والبروتينات جزيئات كبيرة، بينما الأملاح والسكر والحموض الأمينية جزيئات صغيرة.

ومزيج الجزيئات الكبيرة والصغيرة ينفصل من الماء المقطر عن طريق الغشاء نصف النفوذ، الجزيئات الأصغر تنتشر داخل الماء، التي تعود لتملأها بنفسها.

هذا المبدأ هو أساس عمل الكلية الصناعية حيث يُعالج دم المريض المعروفة بـ Haemodialysis

Diaphragm   الحجاب الحاجز/ الخلب

1ـ غشاء عضلي وتري يفصل الصدر عن الأجواف البطنية، مُغطى بغشاء مصلي، ويتصل مع الأضلاع السفلى وعظم القص، وعظم العمود الشوكي.

الحجاب الحاجز هام في التنفس، إنه ينتفخ في حال راحته خلال الزفير، ويتسطح خلال الشهيق ويعمل ذلك على تخفيف الضغط في التجويف الصدري ويساعد على سحب الهواء إلى داخل الرئتين.

2ـ غطاء يشبه الزبدية، مطاطي يستعمل كمانع للحمل مع كريم مبيد النطاف، إنه يوضع داخل المهبل فوق عنق الرحم.

Diaphysis (pl. diaphyses)   مشاش/ غمد العظم

الجزء المركزي أو ساق العظم الطويل.

إسهال/ ذرب   Diarrhoea

زيادة متكررة ومتغلغلة في حركة المصران، مع مرور براز طري غير عادي.

يمكن أن يتسبب الاسهال من تسمم الغذاء، والتهاب الكولون، ومتلازمة الأمعاء المتهيجـة

وزهار .... الخ.

تنتج حالة شديدة بسبب فقد الماء والأملاح التي يجب تعويضها، وتستعمل مضادات

الاسهال والأدوية في حالات معينة.

خميرة دياستاز   Diastase

أنزيم الاميلاز يحطم النشاء إلى سكر، الدياستاز يستعمل للمساعدة في هضم النشاء في

بعض اضطرابات الهضم.

انبساط/ ابتعاد   Diastasis

فصل نمو العظم من الساق.

انبساط/ انبساط القلب   Diastole

النقطة التي يسترخي عندها القلب بين تقلصاته، عندما يمتلئ البطين بالـدم ــ الـذي

يستغرق عادة حوالي نصف ثانية، وفي نهاية ذلك يكون امتلاء ثلاثة أرباع البطين.

انفاذ الحرارة   Diathermy

استعمال تيارات كهربائية متكررة عالية وغير مميتـة لإنتـاج حرارة في جـزء

مـن الجسم. تولـد الحرارة ازديـادا في تـدفق الـدم، ويستعمل لتخفيـف الألـم: ألم

المقعـد العميـق مثـل التهـاب العصـب، ألم العصـب الـوركي وجزئيـا حـالات

آلام الرثيـــة، استعمالات التيـــارات في هـذا المجال يمكـن تكيفهـا لـكي

(المعالجة بالكي) الأنسجة والأوعية الدموية الصغيرة (أخيرا الدم يتخثر بتماس العنصر المسخن)

فاليوم **Diazepam**

انظر فقرة مهدئ ــ مسكن TRANQUILLIZER

الغذائيات/ على تنظيم الأغذية **Dietetics**

الدراسة والتطبيق لعلم التغذية، لكل مظاهر الغذاء والتغذية، للأفراد والمجموعات في الصحة والمرض.

ديثيلكاريبامايزين **Diethylcarbamazine**

انظر فقرة داء السهميات TOXOCARIASIS

هضم **Digestion**

عملية تجزئة الطعام إلى مواد يمكن أن تمتص وتستعمل من الجسم.

يبدأ الهضم مع المضغ وطحن الطعام عند النقطة التي يمتزج بها مع اللعاب لتسهيل عملية التجزئة، أغلب الهضم يحدث في المعدة والمعي الدقيق. في المعدة يعتبر الطعام هو المحرض للعصارة المعدية التي تحوي الببسين، لتجزئة البروتينات وحمض الهيدروكلوريك، يمتزج الطعام ويصبح محلولا قبل مروره داخل المعي الدقيق كـ كيموس، ويتأثر فيها بالعصارات البنكرياسية والصفراء، والبكتريا، وعصارة المعي (العصارات المعوية).

يمتص الماء في المعي في وقت قصير جدا بينما كتلة الطعام تأخذ ساعات متعددة.

الكيموس يشكل الكيلوس بسبب عمل الصفراء والعصارة البنكرياسية.

تسير الدهون بشكل مستحلب لداخل الأوعية اللمفية (انظر فقرة: الأوعية اللبنية LACTEAL VESSELS). ومن ثم لداخل الدم.

تسير السكاكر والأملاح والحموض الأمينية مباشرة لداخل الأوعية الدموية الصغيرة في المعي، تنتج الإفرازات من الثنيات الدقيقة لجدار المعي وهي نتوءات تشبه الإصبع (زغابات).

يمر الطعام لأسفل المعي نتيجة التقلصات العضلية في جدار المعي (تحو) وأخيرا تطرح الفضلات والغائط.

إصبع

Digit

إصبع أو أبخس (إصبع القدم).

ديجيتالس/ كف الثعلب (إصبعية)

Digitalis

مسحوق يستخلص من أوراق forglove البري (Digitalis purpurea) المستعمل في حالات من مرض القلب وفعّال بطريقتين:

ــ يقوي كل ضربة للقلب ويزيد انبساط القلب، لذلك بحال تضرر عضلة القلب فإنها تأخذ فترة أطول لترتاح.

ــ ولها أيضا تأثير مدر للبول.

ــ ربما يحدث التسمم بالديجيتاليس مع الاستعمال المديد أو الجرعة الزائدة.

تتضمن الأعراض: الإقياء والغثيان وضبابية في الرؤية وضربات قلب غير منتظمة وممكن أن هناك صعوبات في التنفس وفقد في الوعي.

توسيع وكشط

Dilatation and Curettage(D and C)

التقنية التي يتم بها فتح عنق الرحم باستعمال موسعات، وبعدها تكشط البطانة باستعمال المكشطة، وتستعمل هذه الطريقة لإجراء الإسقاطات غير التامة والأورام ولتشخيص المرض في الرحم أو لتوقيف النزف .... الخ.

موسعة ـ موسع **Dilater**

1ـ أداة تستعمل لزيادة فتحة الثقب.

2ـ العضلة التي تزيد قطر الوعاء أو العضو.

3ـ الدواء الذي يستعمل لإنجاز تأثيرات موسعة.

هيدروكلوريد ديمورفين **Dimorphine hydrochloride**

انظر فقرة: هيروئين HEROIN

ببتيد ثنائي **Dipeptide**

انظر فقرة: الببتيد PEPTIDE

خناق ـــ دفتريا **Diphtheria**

مرض انتاني سببه جرثومة وتديات الخناق وهو أكثر شيوعا عند الأطفال. يسبب الانتان بطانة غشائية على البلعوم الذي يؤثر في التنفس والطعام.

تنتج الجرثومة ذيفان يضر أنسجة القلب والجهاز العصبي المركزي ويمكن أن يكون مميتا إذا لم يعالج.

يمكن مقاومة الانتان عن طريق حقن مضادات الذيفان مع البنلسين أو الارتيروماسيين التي تقتل الجرثومة. يمكن إعطاء اللقاح للوقاية من المرض.

شلل مزدوج ـــ شلل الجانبين **Diplegia**

شلل في كلا الجانبين من الجسم.

الشفع ـــ ازدواجية الرؤية **Diplopia**

رؤية مزدوجة سببها عسر الوظيفة في العضلات التي تحرك كرة العين حيث تسقط الاشعاعات من الصفراء في أمكنة مختلفة في مكانين من الشبكية سببها: مرض عصبي، وانسمام، أو أمراض معينة مثل الدفتريا.

قرص **Disc**

شكل دائري مسطح، مثل الغضروف بين الفقرات.

انظر فقرة: القرص بين الفقرات NTERVERTEBRAL DISC

تطهير ـــ إبادة الجراثيم **Disinfection**

عملية قتل العضويات الممرضة (ليست الأبواغ) للوقاية من انتشار الانتان.

تستعمل مركبات ـ مطهرة ملائمة سطحيا (خارجية).

خلع ـــ انفكاك **Dislocation**

أي ضرر للمفصل يغير مكان العظم من مكانه الطبيعي أو موضعه الشخصي من التأثيرات المرافقة رض الأنسجة المحيطة وتمزق الأربطة التي تربط العظام ببعضها البعض.

أغلب الخلوع بسيطة بعكس المركبة (حيث يثقب العظم المكسور الجلد) ومكتسبة بعكس الخلقية.

تتضمن المعالجة الفورية جبيرة أو ضمادة لجعل المفصل ثابتا ورد العظم لوضعه الطبيعي يتطلب مهارة ويجب شد الاتصال لمنع التكلس، حتى بعد بعض الوقت تعتبر الرعاية ضرورة عند استعمال الوصلة.

غزارة البول ـــ إبالة **Diuresis**

زيادة في البول بسبب مرض، وأدوية التوازن الهرمون أو زيادة في السوائل المأخوذ (المشروب).

مدر للبول ـــ مبول **Diuretic**

مادة تزيد تكوين وإفراز البول وربما تعمل بشكل خاص داخل الكلية، مثال: عن طريق حماية الصوديوم وكذلك الماء داخل أو خارج الكلية.

التهاب الرتج ــــ التهاب الردب Diverticulitis

التهاب الرتج (انظر فقرة: رتج ــ ردب DIVERTICULUM) في المعي الكبير. خلاله تحدث آلام تشبه المغص في الجهة اليسرى من البطن، ويمكن أيضا الإمساك والحمى.

المعالجة: تتضمن راحة تامة وطعاما غير صلب، ومضادات التهاب.

داء رتجي ــــ الرتاج Diverticulosis

حالة يحدث بها رتاج في المعي الكبير (انظر فقرة: رتج ــ ردب DIVERTICULUM) والتي تحدث أولا في الكولون السفلي. سببها عضلات المعي التي تدفع المعي خارجا خلال نقاط ضعيفة في الجدار والذي يعتقد أنه مرتبط بالغذاء ولكن الأعراض ليست دائمة ظاهرة أو ناتجة.

رتج ــ ردب Diverticulum (pl. diverticula)

عموما: هو جراب يمتد من التجويف الرئيسي، خصوصا في المعي، وهو نتوء يشبه الكيس يبرز خلال الجدار، كثير من الحالات تتطور بوقت متأخر من الحياة ويعتقد ارتباكها بالغذاء. عند تكون الرتج تدعى الحالة بالداء الرتجي ويحدث التهاب (يسبب ألما وسخونة وإمساكا).

DNA (deoxyribonucleic acid)

الحمض الريبي النووي منقوص الأكسجين

حمض نووي والجزء الرئيسي الأول للصبغيات، إنه ينقل المعلومات الجينية من الأبوين للذرية في شكل جينات.

إنه جزيء كبير جدا يشكل فيتيلين (جدلتين) من سلاسل النكليوتيد التي يمكن أن يدخر كميات ضخمة من المعلومات في شكل ثابت لكن ليس

بطريق صارم أعني: الميزات الأبوية والخواص التي تمر لكن يمكن أن تترك تغيرات تنشوية محدثة.

معطٍ ـــ مانح **Donor**

الشخص الذي يمنح جزءا من جسمه/ جسمها ليستعمل في شخص آخر.

الآن يستعمل الكليتين والكبد والقلوب والجلد وقرنيات العين ونقي العظام..... الخ.

يحدث منح العضو عندما يكون المانح قد تم توثيق حالة موت جذع الدماغ لديه. has been certified

المانح ـــ المخصب (الملقح) **Donor insemination**

انظر فقرة: تلقيح صناعي ARTIEICIAL INSEMINATION

دوبا **Dopa**

حمض أميني مركب الذي يتشكل من التيروزين (يُركب في الجسم) وهو سلف الدوبامين والنورأدرينالين.

شكل الدواء، دوبا أيسر أو دوبا-1، يستعمل لمعالجة داء باركنسون كما أنه يزيد تركيز الدوبامين في العقد الأساسية.

الدوبامين **Dopamine**

الكاتيكول أمين يُؤخذ من الدوبا ومتوسط في التركيب من النورأدرينالين. (الكايتكولامينات تشمل: البنزين، مجموعات الهيدروكسيل ومجموعة الأمين وهي هامة فيسيولوجيا في وظائف الجهاز العصبي، بشكل رئيسي للنواقل العصبية)

إنه موجود بشكل رئيسي في العقد الرئيسية بالدماغ ونقص في نمطية في داء باكنسون.

ظهري **Dorsal**

مصطلح يستعمل لوصف أي شيء يتعلق في الخلف أو العمود الشوكي أو الجزء الخلفي من العضو.

معايرة الجرعات ـــ تقدير الجرعات **Dosage**

الكمية الكليّة لمعايرة الدواء، تُحدد من حجم الجسم، وتكرار عدد الجرعات يدخل في اعتباره عمر المريض، الوزن، ورد الفعل التحسسي الممكن.

تُمكن التقنيات الحديثة السيطرة على ضبط الجرعات باستخدامها عبر الجلد.

(تمتص الأدوية من اللصاقة على الجلد) والوسائل المغروزة التي هي مواد مبلمرة تحوي الدواء وتوضع مباشرة تحت الجلد وتحرر الجرعة الصحيحة عند معدل الوضع (الحاجة).

متلازمة داوون **Down's syndrome**

(سابقا كانت تسمى المنغولية) تحدد بواسطة اضطراب صبغي خلقي بزيادة في الصبغي (21) لتصبح الصبغة 47 صبغي في كل خلية جسمية، شكل الوجه المميز بها التي تسبب وجه أقصر وأعرض مع عينين مائلتين (تشابه للعرق المنغولي) لهذا السبب كان الشكل هو الاسم القديم للمتلازمة.

تسبب أيضا قامة أقصر، عضلات ضعيفة وممكن عيوبا قلبية، ومشاكل تنفسية، وتسبب أيضا تخلفا عقليا.

تحدث متلازمة داوون تقريبا في كل 600 إلى 700 ولادة حية، ربما يعيش الشخص حوالي منتصف العمر المتوقع أنه ربما يموت في الطفولة.

نسبة الحدوث تزداد مع ازدياد عمر الأم، من0.04 % من الأطفال لأمهات تحت 30 سنة، إلى 3 % للأم في عمر 45 سنة، لذلك من المحتمل أن المرأة الحامل فوق 35 من المقترح إجراء اختبار بزل السلى.

ذُبابة الندى   Drosophila

ذبابة الفواكه من جنس ذبابة الندى التي تُستعمل بكثرة في الأبحاث الصبغية بسبب أنها تتوالد بسهولة وبسرعة ولها تماما أربعة أزواج من الصبغيات المشاهدة تحت المجهر.

تستعمل لدراسة الارتباطات والوراثيات الخلوية (تخص الوراثة كل البنية والوظيفة)

عقار ـــ دواء   Drug

أي مادة، نباتية أو حيوانية أو غير عضوية، تستعمل في مركب أو مُستحر طبي.

ارتباط الدواء (العقار)   Drug binding

عندما يتصل العقار مع البروتين، أو الدسم أو جزء ما من الأنسجة.

تصفية الدواء (العقار)   Drug clearance

حجم الدم الذي يتحرر تماما من العقار في دقيقة واحدة.

تداخل الدواء   Drug interaction

عندما يوصف للمريض أدوية متعددة، فإن هناك إمكانية للتداخل بين بعض أو كل هذه الأدوية، ويحدث التداخل بعدة طرق.

مثال: دواء ما يحل محل آخر في مكان تأثيره وهكذا فإنه يؤثر بفعاليته هو أو يبدل في مستوى تحطيم دواء بآخر (تبديل فعالية الأنزيمات الكبدية) وأيضا منع الامتصاص.

استقلاب الدواء **Drug metabolism**

العملية التي يتم بها تبدل الدواء والتي يقوم بها الجسم من خلال الأيضة (أي الضروري لقيام التفاعل الاستقلابي) الذي ربما يكون الوسيلة الفعّالة وهي العملية التي تأتي من مسير الدواء، وهكذا يتحدد به طول الوقت ـ من خلاله ذلك ـ أنه ما زال فعّالا.

قناة ــ مجرى ــ مسلك ــ مسيل **Duct**

هيئة ضيقة تشبه الأنبوب تربط الغدة مع العضو أو سطح الجسم، من خلالها تمر المفرزات، مثال: أقنية العرق المفتوح في الجلد.

الغدة الصماء **Ductless gland**

الغدة التي تفرز مفرزاتها مباشرة داخل الدم لتنقل حول الجسم، مثال: الغدة النخامية والدرقية، بعض الغدد مثل البنكرياس تعمل كغدة لا قناة لها (من أجل إفراز الأنسولين) لكنها تفرز عصارة هاضمة ضمن أقنية لداخل المعي الدقيق.

قناة شريانية **Ductus arteriosus**

القناة التي يمر بها دم الجنين ـ عندما يكون مضغة في الرحم، وحيث الرئتين لا تعملان ــ إلى الرئتين، حيث تأخذ الدم من الشريان الرئوي إلى الأبهر.

وهذه القناة توقف عملها فورا بعد الولادة.

أصمية (في الصوت أثناء القرع) **Dullness**

انظر فقرة: رئين ـ رد الصوت RESONANCE

قرحة عجفية **Duodenal ulcer**

أكثر أنواع القرحات الهضمية شيوعا، تحدث القرحة العجفية بعد عمر الـ20 سنة وهو أكثر شيوعا في الرجال. السبب هو موضوع نقاش لكن من

المحتمل أن يتسبب من سحجة أو جرج بطانة العفج، الذي بعده تشتد بسبب العصارة المعدية.

يبدو أن التدخين يسهم في الإصابة بها لكنه ليس عاملا مسببا.

تُظهر القرحة نفسها بألم بأعلى البطن تقريبا بعد تناول الطعام بساعتين، ويحدث أيضا خلال الليل.

الطعام اللطيف (أي الحليب) يخفف الأعراض، وعادة يختار الحمية، وتكرار عدد الوجبات الطعامية، ووجبات خفيفة لينة (حليب)، قليل أو بدون طعام مقلي، أو الحاوي على البهارات وقليل من الشاي والقهوة المركزّة.

تُمكن المعالجات الدوائية الحديثة تخفيض المفرزات الحمضية، وهذا يسمح بمعالجة القرحة، تكون الجراحة مطلوبة فقط إذا لم تستجب للمعالجة الطبية، أو إذا كان البوّاب مسدودا، أو إذا أصبحت القرحة مثقوبة (والتي تُعالج كحالة اسعافية).

العفج ـــ الإثني عشر **Duodenum**

هو الجزء الأول من المعي الدقيق، حيث يتوضع الطعام (الكيموس) القادم من المعدة ليُعامل بالصفراء وأنزيمات البنكرياس.

يُفرز العفج أيضا هرمون إفراز، الذي يسهم في تحطيم الدهون (الدسم)، والبروتينات والسكريات.

يُبطل تأثير حالات الحمض الخاصة من المعدة. في العفج ويذيب الالكالاين كي تعمل الأنزيمات المعوية.

الأم الجافية **Dura mater**

انظر فقرة: الدماغ BRAIN /// السحاياMENINGES

قزامة ــ إزب **Dwarfism**

نقص نمو غير طبيعي للجسم يتظاهر على شكل بنية صغيرة.

هناك أسباب عديدة، منها عمل الغدة النخامية غير الدقيق أو الدرقية.

تسبب القزامة النخامية جسما صغيرا لكن يمكن تصحيح حجم الجسم ــ إذا شُخّص بشكل مبكر بوقت كافٍ ــ ويمكن المساعدة بالمعالجة مع هرمون النمو، العيب في الغدة الدرقية يسبب الفدامة أو اضطرابات فعالية الأعضاء الهاضمة وإفرازاتها، الكساح (الخرع) ربما يكون مسؤولا عن القزامة.

لَكِنَة، عُسر اللفظ، رتة **Dysarthria**

كلام قليل الوضوح، والصوت ضعيف أو متعلق بضعف في العضلات التي تؤثر في الكلام.

ربما يكون السبب ضررا في الدماغ أو في العضلات نفسها.

تحدث عسرة اللفظ مع السكتة الدماغية، والتصلب المتعدد، والشلل المخي ..الخ.

الزحار ــ الدستناريا **Dysentery**

التهاب وتقرح للجزء الأسفل من الأمعاء، هناك شكل للزحار يتسبب من عضويات مختلفة:

ــ المتحول الزحاري: سببه الأميبية الحالة للنسيج، التي تنتشر عن طريق الطعام أو الماء المجرثم، ويحدث بشكل رئيسي في المناطق الاستوائية وشبه الاستوائية.

الأعراض: ربما تتأخر مظاهرها، لكن عند زيادة الزحار يظهر عسر الهضم، وفقر الدم ونقص الوزن، تستعمل الأدوية للمعالجة.

ــ الزحار العصوي: سببه جرثومة الشيغيلا وينتشر عن طريق الاتصال مع الحامل للمرض أو الطعام الملوث. وتظهر الأعراض بعد الإصابة بالانتان من

يوم إلى ستة أيام وتتضمن الاسهال والمعص والغثيان والحرارة. الخطورة للـهجمة المتغيرة.

عسرة القراءة، خلل القراءة **Dyslexia**

هو الاضطراب الذي يجعل القراءة وتعلم القراءة صعبا. هناك عادة مشكلة مرافقة في الكتابة والتهجئة بصورة صحيحة، وهناك عدد صغير جدا من الأطفال يتصنع بصرامة، والأولاد أكثر ميلا لذلك من الفتيات بسبب العامل الثالث.

التخمة عسر الهضم **Dyspepsia or indigestion**

عدم راحة يحصل بعد الطعام في أعلى البطن أو أسفل الصدر، مع حزقة وغثيان وتطبل البطن مترافق بشعور التخمة، الأسباب متعددة منها: الحصيات الصفراوية والقرحة الهضمية والفتق الحجابي وأمراض الكبد والبنكرياس.

عسر التلفظ ـــــ عسر الكلام **Dysphasia**

مصطلح عام يشير لضعف في الكلام. سواء كونه ظاهرا كـ لغة غير مفهومة أو صعوبة في التعبير الذاتي، هناك أنواع من الحالات مع درجات شديدة من الحدة, الحبسة الشاملة، هي عدم القدرة الكاملة على الاتصال، لكن هناك بعض النقاط الجزئية الشخصية للمصابين لفهم ماذا قيل لهم.

عسرة الكلام يعتقد أنها المطلوب للإشارة إلى هذه النقطة.

ـ عسر الكلام غير الفصيح (السلس) يوضح قدرة التعبير الذاتية الفقيرة لكن لديه فهم جيد، بينما العكس (الحالة المعاكسة) تدعى عسر الكلام الصحيح.

سبب الحالة ربما من السكتة الدماغية أو رضوض الدماغ الأخرى، ويمكن أن يكون مؤقتا أو دائما.

E

الأذن **Ear**

العضو الحسي الذي يستعمل لكشف الصوت والمحافظة على التوازن.

إنها تتكون من ثلاثة أقسام: الظاهرة أو الخارجية، والوسطى والأذن الداخلية، للأولى عمليتان بجمع الأمواج الصوتية ونقلها إلى الأذن الداخلية، مكان توضع آلية السمع والتوازن.

الأذن الخارجية (صيوان الأذن أو كفاف الأذن) هي غضروف مغلف بالجلد، وهي ليست أساسية للسمع عند البشر.

الأذن الوسطى هي تجويف مملوء بالهواء ومرتبط بالبلعوم عبر قناة استاش (استافيو) داخل الأذن الوسطى يوجد عظيمات الأذن (أو السمع) وهي ثلاثة عظام تدعى: السندان والمطرقة والركابة على التوالي، وتتحكم بالعظام عضلتان صغيرتان وعصب مرافق (الحبل الطبلي).

تربط عظيمات الأذن الوسطى طبلة الأذن الداخلية، وبذلك تعمل على نقل الصوت (أمواج الهواء) إلى حركات ميكانيكية والتي بعد ذلك ترتطم بالسائل الموجود بالأذن الداخلية.

تتوضع الأذن الداخلية داخل العظم الصدغي للجمجمة وتحوي أدوات السمع والتوازن.

حلزون الأذن (القوقعة) مسؤول عن السمع وكذلك التوازن الذي هو رئيسي بسبب القنوات نصف الدائرية. إنها مكونة من ثلاث حلقات (عروآت) تتوضع بشكل مشترك على الزوايا اليمنى، وفي كل واحدة منها سائل اللمف الباطن. وعندما يتحرك الرأس، فإن السائل يتحرك وفقا لذلك، وتنتج الخلايا الحسية نبضات وترسل إلى الدماغ.

وجع الأذن ـــ ألم الأذن **Earache**

ألم في الأذن يسببه بشكل مباشر ـ التهاب الأذن الوسطى، لكن غالبا يتعلق الألم بحالات التهاب الأنف أو الحنجرة أو تعفن السن.

اضطرابات الطعام **Eating disorders**

انظر فقرة: القهم ـ قلة الشهوة الطعامية ANOREXIA

النهم ـ الشهوة للطعام BULIMIANERVOSA

مختصر: مخطط القلب الكهربائي **ECG**

انظر فقرة: ELECTROCARDIOGRAM

داء المكورات المشوكة ـــ داء الشوكيات **Echinococcosis**

هي الحالة التي تُحدث أورام مؤذية بالدماغ، أو الرئتين أو الكبد بسبب أكياس الطور اليرقاني للدودة الشريطة وعند وجودها بالدماغ يمكن أن تسبب العمى والصرع.

تخطيط صدى القلب **Echocardiography***

استعمال الأمواج فوق السمعية لدراسة القلب وحركته.

Echography* or ultrasonography

مخطط الصدى أو تخطيط بالأمواج فوق السمعية

استعمل الأمواج الصوتية (فوق السمعية) لتحديد صورة البنيات الأعمق في الجسم، وإنها ترتكز على الانعكاسات المختلفة للصوت بسبب الأجزاء المتنوعة في الجسم.

---

* echo: enteric, cytopathic, human, orphan.

حمه إيكوية (يتمية بشرية معوية ممرضة للخلايا)   Echovirus

فيروس يمكن أن يكون له أعراض كالزكام، والتهاب السحايا اللطيف، والانتانات التنفسية والمعوية.

تشنج نفاسي ــ ارتعاج   Eclampsia

اختلاجات تحدث خلال الحمل، عادة في مراحله الأخيرة أو خلال الولادة.

سببه غير معروف، ربما يترافق بالبداية مع وذمة دماغيـة أو ارتفـاع مفـاجئ في ضغط الدم.

وعادة تتأثر الكلية على نحو خطير، يسبق الحالة غالبا لأيام أو أسابيع لهـا أعـراض مثل: الصداع والدوار والقلس (القيء)، ونوبة صرع تالية. تختلف النوبات في شدتها وبقائها.

لكل (12/1) من الحالات تعتبر مهددة للحياة (مميتة)، ربما يحدث نزف دماغي، وذات رئة أو ربما يتلاشى التنفس تدريجيا.

تتطلب الحالة معالجة فورية لأنه يتعلق بالأم والطفـل. والمعالجـة عـن طريـق الأدويـة الخاصة، وانقاص المنبهات، والعملية القيصرية مطلوبة في هذه الحالة.

الاشريشياكولي   E.coli

انظر فقرة: الاشريشيا ESCHERICHA

مختصر للمعالجة بالتخليج (التشنيج) الكهربائي   ECT

انظر فقرة:

المعالجة بالتخليج الكربائي ELECTROCONVUL SIVE THERAPY

مهاجر ــ منتبذ ـــ منتقل **Ectopic**

مصطلح يستعمل للإشارة لشيء أو حدث ما، ليس في مكانه الاعتيـادي أو زمـان حدوثـه الاعتيادي، أي الحمل المهاجر منها: حيث تنغرس البيضة الملقحة خارج الرحم.

النبضة المنتبذة (الهاجرة) **Ectopic Beat**

انظر فقرة: انقباضة خارجة EXTRASYSTOLE

الأكزيما **Eczema**

التهاب جلد يسبب حكة وطفح أحمر وغالبا نفاطيات صغيرة التي تُعصر وتصبح مغطاة بقشرة، تصبح جلدا سميكا وتتقشر منها القشور (سفطة).

هناك أنماط متعددة من الأكزيمـا، الشرى، الميـول الـوراثي لتشـكيل ردود فعـل تحسسـية بسبب الأضداد الموجودة في الجلد وهي أحد أكثر الأشكال شيوعا.

الأكزما الاستشرائية (من الشرى)هي أكزيما طفيلية التي تظهر لثلاثة أو أربع أشهر وهـي التي تسبب أكزما، وارتفاع حرارة، والربو (المتواجد في القصة العائلية).

على كل حال: كثير من الأولاد يتحسنون بشكل واضح عندما يقتربون من عمر 10 أو 11 سنة. تتضمن المعالجة استعمال الهيدروكورتيزون وكريمات أو مراهم ستيروئييدية أخرى.

مختصر (مخطط الدماغ الكهربائي) **EEG**

انظر فقرة: ELECTROENCE PHALO GRAM

مؤثر، مستفعلة، مؤثرة **Effector**

نهاية العصب الحسي أو الحركي التي تنتهي في العضلة، أو الغدة أو العضو. وتؤثر (تنبه) في التقلص أو الإفراز.

صادر ــــ نابذ ــــ مصدر **Efferent**

مصطلح يعني الشيء الخارج من العضو أو ...... الخ. خصوصا الدماغ والنخاع الشوكي. أي: العصب الصادر، تقارن التشابه.

دفق ــــ انزال **Ejaculation**

إطلاق المني من القضيب عن طريق الاحليل، وهو عمل انعكاسي يحدث عند الجماع أو الاستنماء باليد، والاحساس مترافق له مع هزة الجماع.

إيلاستين ــــ مرنين **Elastin**

انظر فقرة: النسيج الليفي FIBROUS TISSUE

مخطط القلب الكهربائي **Electrocardiogram**

هو تسجيل لتغيرات كهربائية القلب تتم بواسطة آلة تدعى مُخطَط القلب الكهربائي.

يتم ربطه بواسطة مساري على الصدر والأرجل والسواعد.

تخطيط القلب الطبيعي فيه موجة واحدة تعكس فعالية الأذينات وباقي الموجات تعكس النبضات البطينية كهربائيا.

تظهر الفعالية غير الطبيعية للقلب في التخطيط لذلك يعتبر الجهاز مساعدا مفيدا في التشخيص.

كي كهربائي ــــ مكواة كهربائية **Electrocautery**

مكواة، تستعمل عن طريق إحماء سلك أو إبرة كهربائيا.

المعالجة بالصدمة الكهربائية   Electroconvulsive therapy (ECT)

معالجة عنيفة للحد من الكآبة الشديدة وأحيانا الفِصام.

يمر التيار الكهربائي خلال الدماغ مسببا اضطراب، يُسيطر عليه عن طريق إعطاء دواءا مخدرا ومرخيا عضليا.

تسبب الصدمة فقدانا للذاكرة، وربما يحدث هناك نواسي (amenesia) مؤقت مع صداع وارتباك، هذه الأعراض عادة تتبدد خلال ساعات قليلة.

تستعمل هذه المعالجة الآن أقل بكثير من السابق، حتى أنها تعتبر معالجة مناسبة لبعض المرضى المختارين بعناية فائقة فقط.

مخطط الدماغ الكهربائي   Electroencephalogram (EEG)

قياس لفعالية الدماغ كهربائيا يقاس عن طريق مقياس الدماغ الكهربائي.

توضع الأقطاب الكهربائية على فروة الرأس لتسجل التغيرات الكهربائية أو أمواج الدماغ.

هناك أربعة أنماط رئيسية من الأمواج: ألفا، وبيتا، وثيتا، ودلتا.

تحدث أمواج ألفا مع تكرار 10 مرات بالثانية عندما يكون الشخص مستيقظا، تحدث أمواج دلتا بتكرار (سبعة أو أقل fewer بالثانية) عندما يكون البالغون نائمين.

إن حدوث أمواج دلتا عند البالغين بحالة الاستيقاظ (الأرق) فإن ذلك يشير إلى ضرر في الدماغ أو ورم مخي (دماغي).

كهرل ــ منحل كهربائي   Electrolyte

مركب ينحل في الماء لتشكيل محلول ــ على نحو كامل ــ يحوي إيونات، القادرة على إيصال الشحنة الكهربائية.

في الجسم، تحدث الكهرليات في بلازما الـدم، كـل السـوائل والسـائل الخـلالي والتراكيـز المعدّلة هي أساسية للفعالية الاستقلابية الطبيعية.

بعض الأمراض تغيّر التوازن الكهرلي، وكـذلك أيضـا التقيـؤ أو الإسـهال أو لسـبب خلـل وظيفي في الكلية.

يمكن إعادة تصحيح التوازن من خلال إعطاء جرعات فموية أو وريدية أو عبر الديلزة.

داء الفيل — Elephantiasis

التهاب في الجلد ــ يسبب كبر مثير ومضعف للجلد والنسيج الضـام الأسـاسي، وكـذلك التهاب النسيج تحت الجلد وسد الأوعية اللمفية، الذي يمنع التصريف.

سبب الالتهاب وسد الأوعية هو ديدان متطفلة (الخيطيات)، التي تُحمل للجسـم عـبر البعوض.

أكثر أجزاء الجسم شيوعا في تأثره هي: الأرجل، والصفن (الحضيتان)، والأثداء، وفي بعـض الحالات تصل لحجم هائل (ضخم).

ربما تتفسخ (تنحل) العضلات المتواجدة في الرجل كنتيجة للضغط غـير الطبيعـي عليهـا، وأخيرا تصل فوق كل السطوح السليمة.

الوقاية هي المفتاح، عبر اجتثاث البعوض، لكـن بعـض الاسعافات (المسـاعدات) يمكـن الحصول عليها عبر استعمال بعض الأدوية بشكل مبكر للمرض.

هزال ــ نحول — Emaciation

هزال شديد يحدث بسبب نقص في التغذية أو مرض. وهي حالة مرافقة مع أمراض مثل السل أو بعض منها التي تسبب إسهالا لمدة طويلة من الزمن.

Embolectomy   نزع الصمة ــ نزع السدادة

إزالة جراحية ــ وغالبا إسعافية ــ للصمة أو الخثرة لإزالة السدادة الشريانية.

Embolism   انصمام ــ انسداد

الحالة التي يكون فيها انسداد بوعاء دموي صغير بواسطة صمة. ربما تكون هـذه السدادة جزءا من الخثرة، أو كمية من البكتريا، أو فقاعات هواء التي دخلت إلى النظام الدموي خلال عملية ما، أو جزئ من الورم.

تسبب السدادة أذية في الجزء من العضو الذي يُغذى من قبل هذا الوعاء.

يُعتبر الانصمام الرئوي الحالة الأكثر شيوعا.

المعالجة: يستخدم الدواء المانع للتخثر مثل ورفارين أو هيبارين، نزع السدادة (الصمة) أو الستريبتوكيناسي، هو أنزيم قادر على حل الجلطة الدموية.

Embolus (pl. emboli)   سدة ــ صمة (جمعها: صمات)

مـواد تُحمـل بواسـطة الـدم ومـن ثـم تسـتقر في مكـان آخـر في الجسـم (انظر فقـرة EMBOLISM انصمام ــ انسداد) وهذه المواد ربما تكون خثرة دم، دسم، هواء، قطعة مـن ورم ..... الخ.

Embryo   مُضغة ــ رشيم

هي المرحلة الأولى من تطور الجنـين بعـد تلقيح البيضـة وتعشيشـها في الـرحم، وحتـى الشهر الثاني.

Embryology   علم الجنين

دراسة الجنين، نموه وتطوره، من التلقيح إلى الولادة.

نقل الجنين **Embryo transfer**

عملية تلقيح البيضة بالحيوان المنوي وتطويره حتى جنين (مضغة) صغيرة. خارج الأم وثم تعشيشها اللاحق في رحم الأم، مثل هذه الاجراءات تسمى بالمصطلح الدارج (طفل الأنبوب أو الاختبار).

انظر فقرة: تلقيح فيترو VITRO FERTILIZATION

قيء ـــ إقياء **Emesis**

هو مصطلح طبي يشير للإقياء.

مُقيء **Emetic**

مادة تسبب الإقياء. منها:

مقيآت مباشرة: مثل الخردل في الماء، سلفات النحاس، الشب أو كمية كبيرة من الماء المالح، وهي تهيج المعدة.

المقيآت غير المباشرة: مثل ابومورفين وعرق الذهب (إيبكاك) والذي يفعل في الدماغ بالجزء الذي يتحكم في فعل الإقياء.

ملامسة البلعوم هو أيضا نوع من الإقياء (غير المباشر).

تستعمل المقيآت هذه الأيام بشكل قليل، لكن إذا استعملت يجب الحذر والعناية الكبيرة.

ملطف ـــ ملين ـــ مُطري **Emollient**

هي مادة تلين وتلطف الجلد، وهي سواء كانت بودرة أو زيت أو مستحضر عادة تستعمل في معالجة الأكزيما مثل: زيت الزيتون والغليسرين.

انتفاخ ـــ نُفاخ **Emphysema**

في الأساس، حالة غير طبيعية تصيب الرئتين (انظر فقرة: الأسناخ ALVEOLUS)

حيث تنتفخ جدران الأسنان بشكل كبير وتمدد لتسبب تغيرا في بنيتها.

هذه الأذية لأجزاء من الجدران تسبب فراغات تمتلئ بالهواء الكبير الذي لا يسهم بعمليات التنفس.

الحالات الحادة من الانتفاخ ربما تحدث بسبب السعال الديكي أو ذات الرئة القصبية .

الحالات المزمنة: غالبا مرافقة لالتهابات القصبات المزمن، حيث يسبب جزءا كبيرا منها التدخين.

ربما يتطور الانتفاخ بعد الإصابة بالسل. حيث تتمدد الرئتان حتى أن ألياف جدران الأسناخ تتحطم، مشابهة، بهالة تقدم العمر، حيث تنهار (تتأذى) أغشية الأسناخ، مسببة أكياس هواء كبيرة مع تقص سطح المنطقة.

ميناء السن **Enamel**

انظر فقرة: السن TOOTH

انسيفالين **Encephalin**

ببتيد يعمل كناقل عصبي، اثنان تطابقا، كلاهما يعمل كمسكنات عند تحررهما كي يتحكما بالألم، يتواجدوا في الدماغ وفي الخلايا العصبية للنخاع الشوكي.

التهاب الدماغ **Encephalitis**

التهاب للدماغ، عادة التهاب فيروسي وأحيانا يحدث كمضاعفة لبعض الأمراض الخمجية الشائعة، مثال: الحصبة أو جدري الماء (الحُماق).

هناك أشكال متعددة من الأمراض، منها التهاب الدماغ السباتي (مرض النوم أو التهاب الدماغ الوبائي).

عندما يهاجم بسبب وذمة في العقدة الأساسية، المخ وعنق الدماغ الذي يسبب تدمير الأنسجة.

أشكال أخرى: التهابات الدماغية اليابانية يحدثها فيروس محمول بالبعوض وقرادة تحدث التهابات الدماغ ـ التي تحدث في أوروبا وسيبيريا.

في أغلب الحالات المعالجة متاحة وفورية.

تخطيط أو تصوير الدماغ **Encephalography**

أي تقنية تستعمل لتسجيل بنية الدماغ أو فعاليته، مثال: مخطاط الدماغ الكهربائي (انظر فقرة: مخطط الدماغ الكهربائي ELECTRO ENCEPHALOGRAM)

نظير الدماغ ــ ورم دماغي ــ سرطان دماغي **Encephaloid**

مصطلح أُعطي لشكل من السرطان الذي ظاهريا يشبه أنسجة الدماغ.

التهاب الدماغ والنخاع الشوكي **Encephalomyelitis**

التهاب للدماغ والنخاع الشوكي، يتميز ب: صداع، وحمى، وعنق متيبس، وألم خلقي ، مع إقياء. يعتمد على طول الانتان وحالة المريض، الذي ربما يسبب شللا، وتغيراتٍ شخصية، وسباتا أو موتا.

اعتلال دماغي **Encephalopathy**

أي مرض يؤثر على الدماغ أو أي حالة غير طبيعية لبنية الدماغ وعمله، وتشير خصوصا إلى حالات مزمنة مثل: اعتلال دماغي لويرنيك الذي يسبب عوز التيامين (انظر فقرة: الفيتامين VITANIN) ويترافق مع الكحولية.

مستوطن **Endemic**

مصطلح يستعمل لوصف ــ على سبيل المثال ــ مرض هو مستوطن (موجود) في (منطقة) مكان معين.

التهاب الشغاف Endocarditis

التهاب في الشفاف، وصمامات القلب، والعضلة تسببه جرثومة، أو فيروس، أو حمى رئوية.

هؤلاء المرضى المصابون بضرر في الشغاف من التشوه الخلقي أو تغيرات (اضطراب) في الجهاز المناعي بسبب الأدوية ــ هم في خطر أكبر.

يعاني المريض من الحمى، وفشل القلب و/ أو انصمام.

يستعل في المعالجة جرعات كبيرة من مضادات الالتهاب، وربما تثبت الجراحة ضرورتها لإصلاح صمامات القلب المتضررة.

إذا لم تعالج فإن الحالة مميتة.

الشغاف ــ بطانة القلب Endocardium

غشاء رقيق يغطي القلب، والذي يشكل غشاء متواصلا مع غطاء الأوردة والشرايين، يشكل نتوءات عند تجاويف القلب على الصمامات، وسطحه الناعم جدا كي يسهل تدفق الدم.

الغدد الصم Endocrin Glands

الغدد الصم هي التي تنتج هرمونات تفرزها مباشرة داخل مجرى الدم (أو اللمف).

بعض الأعضاء مثل: البنكرياس، أيضا تنتج مقرزات داخل القناة بالإضافة إلى البنكرياس، فالغدد الصماء الرئيسية هي الدرقية، أو النخامية، وجارات الدرق، والمبيض، والخصية.

إن عدم التوازن في إفرازات الغدد الصم يؤدي لأمراض متنوعة.

(انظر فقرة: INDIVIDUAL ENTRIES)

مبحث الغدد الصم Endocrinology

دراسة الغدد الصم، ومفرزاتهم الهرمونية ومعالجة مشاكلهم.

داخلي المنشأ **Endogenous**

مصطلح يستخدم للإشارة إلى ماهو داخل الجسم، ماذا ينمو داخله، ما ينشأ من الداخل أو نتيجة لأسباب داخلية.

اللمف الباطن **Endolymph**

(انظر فقرة: الأذن EAR)

بطانة رحم هاجرة **Endometriosis**

هي تواجد لبطانة الرحم في أجزاء أخرى من الجسم، مثلا: داخل عضلة الرحم، وفي المبيض وأنابيب فالوب، والبرتيوان، وربما الأمعاء. بسبب طبيعة النسيج، فإن يعمل بطريقة مشابهة لتلك الحادثة في بطانة الرحم ويسبب ألما حوضيا، ونزفا، وحيضا مؤلما.

تحدث الحالة بين سن البلوغ وسن اليأس وتنقطع خلال الحمل. المعالجة المطلوبة ربما تتضمن استئصال* الرحم الكامل، لكن أحيانا تطبيق هرمون الاستيروئيد سوف يخفف الأعراض.

التهاب بطانة الرحم **Endometritis**

التهاب في بطانة الرحم، يحدث بشكل شائع بسبب الجراثيم ولكن أيضا يمكن أن يسببه فيروس، أو طفيلي أو جسم أجنبي ما، يترافق مع حمى وألم بطني وتحدث بشكل أساسي بعد الإجهاض أو الولادة أو في المرأة التي تستعمل مانعات حمل رحمية.

---

* ملاحظة: ــ استئصالها وليس استئصال الرحم (أي استئصال البطانة الهاجرة كلها).
ــ قد تحدث بالمستقيم, فعند الدورة يخرج الحيض من الشرج.

بطانة الرحم **Endometrium**

غشاء مخاطي بطاني للرحم تتغير بنيته خلال الدورة الشهرية، ويثخن الغشاء بزيادة التغذية الدموية بموعد نهاية الدورة الشهرية، وهو الدلالة لاستقبال الجنين.

وإن لم يحدث ذلك تتمزق بطانة الرحم ويُفقد ـ على الأغلب ـ هذا الدم من الحيض.

ايندورفين **Endorphin**

واحد من مجموعة الببتيدات التي تشكل في الدماغ ولها خاصة مسكنة للألم مشابهة للمورفين. إنه يأتي من مادة من الغدة النخامية ويرنبط بالتحكم في الغدة الصماء.

بالإضافة لتأثيراتها الأفيونية (المشابهة للأفيون)، لها ارتباط بطرح البول، وخفض التنفس، والفعالية الجنسية والتعلم.

انظر فقرة (أيضا): ENCEPHALIN

منظار داخلي ـــ منظار باطن **Endoscope**

مصطلح عام عن آلة تستعمل لفحص الداخل من حفرة الجسم أو العضو.

على سبيل المثال: المنظار المعدي المستعمل لرؤية المعدة.

الآلة مهيئة مع عدسات ومصدر للضوء وعادة تُدخل من المداخل الطبيعية بالرغم من أن إجراء شق يمكن أن يستعمل لذلك.

ذيفان داخلي **Endotoxin**

انظر فقرة: ذيفان TOXIN

رحضة ـــ حقنة **Enema**

إجراء يستعمل لوضع سائل في المستقيم من أجل غسيله أو علاجه.

ــ الحقنة المُفرغة (المُسهلة) لإزالة الغائط وتتألف من صابون في الماء أو زيت زيتون.

ــ حقنة الباريوم تُعطى لإجراء صورة شعاعية بأشعة X للكولون، لأن فوسفات الباريوم المركبة ظليلة على أشعة X.

ــ حقن الأدوية داخل المستقيم هي من الحقن العلاجية.

دموج ــ تدخل Engagement

مرحلة في الحمل، عندما مجيء الجنين ــ والذي هو عادة الـرأس ــ ينـزل إلى حـوض الأم.

باطني ــ معوي Enteral

مصطلح يعني كل ما يرتبط بالمعي.

التغذية الداخلية (المعوية) Enteral Feeding

إجراء من التغذية للمريض بشكل شديد جدا مـن خـلال أنبـوب مـن داخـل الأنـف إلى المعدة.

من خلال الأنبوب يمر السائل والطعام قليل الفضلات، وهناك عدد من الأصناف الملائمة.

ومنها يحتوي كل البروتينات وبعض الحموض الأمينية.

الحمى المعوية (حمى التيفوئيد) Enteric Fevers

انظر فقرة: الحمة التيفية   TYPHOID FEVER

الحمى نظيرة التيفية PARATYPHOID FEVER

التهاب الأمعاء ــ التهاب معوي Enteritis

التهاب في الأمعاء، عادة سببه فيروسي أو جرثومي، ويسبب إسهال.

البتيداس المعوي   Enteropeptidase

انظر فقرة: التربسين TRYPSIN

حمة أحشائية/ حمى معدية معوية   Enterovirus

فيروس يدخل الجسم عن طريق الأنبوب الهضمي حيث يتضاعف وثم يهاجم الجهاز العصبي المركزي.

مثال: فيروسات التهاب سنجابية الدماغ وكوكساكي.

(هي سبب انتان الحلق الشديد، والسحايا، والتهاب النسيج القلبي، وبعض العضلات والدماغ).

أنزيم ـــ خميرة   Enzyme

أي جزء بروتيني يعمل كوسيط في العمليات الكيميائية الحيوية في الجسم.

إنها أساسية للحياة ولها خصوصية عالية، تعمل في ركائز (خمائر) معينة في تحديد درجة الحرارة وال PH.

الأمثلة: هي أنزيمات الهضم الأميلاز، وليباز، وتريبسين.

عمل الأنزيمات: تزود بمواقع فعالة (واحد أو أكثر لكل أنزيم) إليها ترتبط جزيئات الركائز مشكلة توسط قصير الحياة. يزداد معدل ردة الفعـل. بعـد أن يتشكل المركب، يتحرر الموقـع الفعّال.

الأنزيمات سهلة الذوبان وغير ناشطة بالحرارة وبعض الكيميائيات. وهي حيوية للأعمال الطبيعية في الجسم، وإن وجد نقص أو لا فعالية يمكن أن يسبب اضطرابات استقلابية .

التأمور الحشوي   Epicardium

انظر فقرة: عضلة القلب MYOCARDIUM

وباء ـــ جائحة ـــ وبائي **Epidemic**

مرض يصيب نسبة كبيرة من السكان في الوقت نفسه، عادة هو مرض معدٍ، وهو يحدث فجأة وينتشر بسرعة.

مثال: وبائيات الانفلونزا.

علم الوبائيات **Epidemiology**

دراسة المرض الوبائي، ويتضمن المظاهرمثل: الحدوث، والتوزع، والأسباب، والضبط، والوقاية.

المحتويات هي الحالات الوعائية الواضحة: مثل الكوليرا والجدري، وأخرى أيضا تترافق مع أمور حديثة (مثال: المرتبطة بالغذاء، نمط الحياة ..... الخ) وهي الأمور المعروفة الآن.

وقد تتضمن أيضا الصلة بين التدخين والسرطان، والأمراض الاكليلية والوجبة الطعامية.

البشرة ـــ بشرة الجلد **Epidermis**

هي الطبقة الخارجية من الجلد، تحوي أربعة طبقات، وتكسو الأدمة، الطبقات العليا الثلاثة تتحدد باستمرار وهي خلايا من طبقة الاستنبات الأعمق (تدعى طبقة مالبيكي) التي تدفع الخلايا للخارج.

أعلى طبقة (الطبقة المتقرنة) والتي تصنع من الخلايا الميتة، التي تستبدل السيتوبلازما بواسطة القرنين (الكيراتين)، ثخينة في راحة اليد وفي أخمص القدم.

البربخ **Epididymis (pl. epididymides)**

انظر فقرة: الخصية TESITICLE

تخدير فوق الأم الجافية **Epidural Anaesthesia**

تخدير في منطقة الحوض، أو البطن، أو المنطقة التناسلية وتعطى بحقنة تخدير موضعية في المسافة فوق الأم الجافية للعمود الشوكي (المسافة فوق الأم الجافية هي المسافة بين القناة الفقرية والأم الجافية للحبل الشوكي).

الفلكة ــ لسان المزمار **Epiglottis**

قطعة رقيقة من الغضروف مغلفة بغشاء مخاطي كالذي يُغطي الحنجرة تتوضع عند قاعدة اللسان.

إنها تمنع الطعام من المرور للحنجرة والرغامى أثناء بلعه.

يشبه لسان المزمار في شكله الورقة.

التهاب لسان المزمار **Epiglottitis**

التهاب في الغشاء المخاطي للسان المزمار، وإن توذم الأنسجة ربما يسد طريق الهواء وهنا قد يكون الإجراء السريع ضروريا جدا، أي: فغر الرغامى لتجنب الموت.

الأعراض الأخرى لإلتهاب لسان المزمار هي: الحلق المؤلم، والحمى، والسعال الضباحي.

ويحدث بشكل أساسي في الأطفال وعادة خلال فصل الشتاء.

الصرع **Epilepsy**

اضطراب عصبي يتظاهر باختلاجات ونوبات وفقد وعي.

يحتمل وجود بعض الحالات مع / أو مترافقة مع الصرع. منها رض الدماغ، ورم الدماغ، نزف الدماغ، واضطرابات الاستقلاب كما في نقص سكر الدم.

تحدث النوبة الصرعية دون سابق إنذار مع فقد وعي كامل وبعض التقلصـات العضـلية والتشنجات.

تستعمل بعض الأدوية في العلاج وتعطى أثناء النوبة بالذات.

غمد العصب ـــ غمد عصبي   Epineurium

انظر فقرة: العصب NERVE

مشاشة العظم   Epiphysis (pl. epiphses)

النهاية الأكثر طراوة من العظم الطويل وتنفصل عن قصبة العظم بصـفيحة (الصـفيحة المشاشية) الغضروف.

تتطور بشكل منفصل عن القصبة، لكن عندما يتوقف العظم عـن النمـو فإنهـا تختفـي كرأس وفاصمة للقصبة.

وإن انفصال المشاشة هو كسر خطير لأن نمو العظم قد يتأثر.

ايبينفرين   Epinerphrine

انظر فقرة: أدرينالين ADRENALINE

خزع الفرج (قص العجان في الولادة)   Episiotomy

هي العملية للقيام بعملية شق في العجان لتوسيع فتحـة المهبـل لـدى المـرأة لتسـهيل ولادة الطفل، وهذه التقنية تستعمل لمنع تمزق المهبل.

ورم ظهاري   Epithelioma

هو ورم ظهاري (انظر فقرة: ظهاره EPITHELIUM)، سابقا كانت تستعمل لوصف أي سرطان غدي.

ظهارة   Epithelium (pl. epithelia)

نسيج مكون من رصف الخلايا معا وبإحكام وترتبط بمادة ضامة.

إنها تغطي السطح الخارجي للجسم، وبطانة الأوعية، والأعضاء في الجسم.

ولها سطح مثبت للغشاء القاعدي والآخر حر، ولها دور حماية كحاجز ضد الضرر، والعضويات المجهرية، وفقد بعض السوائل.

هناك أنواع مختلفة من الظهارة من طبقات مفردة أو متعددة (أو متراصفة) وتختلف بالأشكال، والأسماء، وشبه المكعب (مكعباتي)، حرشفاني (له حراشف) (مثل: طبقات المسطحة) والعمودية.

إن الشكل يلائم العمل، فالجلد يتشكل من ظهارة قشرية متراصفة (وكيراتينين) بينما الظهاريات العمودية ـ التي يمكن أن تفرز المحاليل والمغذيات الممتصة ـ تبطن الأمعاء والمعدة.

فيروس ايبستن ـــ بار **Epstein-Barr Virus**

فيروس مشابه للحلأ، يسبب التهاب الدم بوحيدات النوى (حمى الغدية)، وقد تتورط في التهاب الكبد.

انتصاب ـــ نعوظ **Erection**

الحالة التي يحتقن بها النسيج الانتصابي للقضيب (وبعض الدرجات في البظر) بالدم.

فيجعله منتفخا وقاسيا، ويعتبر النتيجة الأولى للإثارة الجنسية، وقد يحدث خلال النوم بسبب الإثارة الطبيعية ويحدث في الشبان.

وهو إجراء لازم للنفوذ للمهبل لإطلاق المني.

طفح ـــ اندفاع ـــ بزوغ **Eruption**

انتشار أو طفح في الجلد، عادة في شكل منطقة حمراء ومرتفعة، ربما مع بثرات بمحتويات سائلة أو قشرية/ غلاف بقشرة.

وقد تترافق مع مرض مثل الحصبة أو الحُماق (جدري الماء)، وقد تكون ارتكاسا للدواء أو تحدث طبيعيا أو تحدث بطفح قصير الحياة. مثال: طفح القرّاص (الشرى).

الحمرة **Erysipelas**

مرض انتاني سببه العقدية المقيحة التي تسبب التهابا للجلد مع احمرار مرافق. وقد تتأثر مناطق كثيرة من الجسم وتترافق بأعراض: بثرات، وحمى، وألم مع شعور بالحرارة ووخز خفيف، بالإضافة لعزل المريض ويعطي البنسلين.

الحمامى **Erythema**

التهاب أو احمرار في الجلد بالأنسجة التي تحتقن بالدم وربما تترافق بالألم أو الحكة.....

له أسباب متعددة: بعضها جرثومي أو فيروسي أو طبيعيات أخريات: مثال: حرق الشمس اللطيف.

أرومة الحمراء **Erythroblast**

هي الخلية المُحدثة في نقي العظام الأحمر والتي تتطور إلى خلية الدم الحمراء (كرية حمراء).

والخلايا بالبداية فقيرة باللون ولكن بعد تكدس الهيموغلوبين تصبح حمراء. وفي الثدييات نواة الخلية هذه مفقودة.

كرية حمراء **Erythrocyte**

هي خلية الدم الحمراء المصنوعة في نقي العظام وتُحدث كقرص أحمر مُقعر في كلا الجانبين مملوء بالهيموغلوبين.

هذه الخلايا مسؤولة عن حمل الأكسجين للأنسجة وثانِ أكسيد الكربون إلى خارجها.

وثاني أكسيد الكربون يتحرك في شكل شاردة ثاني كربونات (HCO3) لتساعد في تغير شاردة الكلورايد (CL-).

Erythroderma
احمرار الجلد ـــ حُمامى الجلد

انظر فقرة: التهاب الأدمة/ الجلد DERMATITIS

Erythromycin
اريتروميسين

مضادات التهاب تستعمل للانتانات المفطورية والجرثومية. إنها مشابهة للبنسلين في فعاليتها ويمكن إعطاءها للالتهابات التي لا يمكن للبنسلين أن يُعالجها.

Eschar
خشكريشة

قشرة (قِرْمة) أو متسلخة تتشكل بعد تأذى الأنسجة الحية بسبب حرق، أو كي أو غنغرينا.

Escherichia
الاشريشيا (جراثيم عصوية)

مجموعة من الجراثيم سلبية الغرام (انظر فقرة: تلوين غرام: GRAM'S STAIN) عصوية الشكل، (E.coli الاشريشياكولي) تتواجد طبيعيا في الأمعاء وعموما في الماء والحليب ...... الخ. وأول وصف لها تم بواسطة عالم ألماني: يتودورايشريشي.

وهي السبب العام لإنتانات الجهاز البولي.

Essential Amino Acid
الحمض الأميني الأساسي

هي عشرون حمضا أمينيا يُطلب للجسم، واصطلح أنها أساسية لأنه يجب أن تكون متواجدة في الوجبة الطعامية والتي لا يمكن أن تُركب بالجسم.

الأساسيات هي: ايزولوسين، لوسين، لايزين، فيثيونين، فينيل آلانين، ثيريانين، تريبتوفان، فالين.

بالإضافة إلى أن الرضّع يحتاجون إلى أرمنين، وهيستيدين.

عوزها يقود إلى عوز البروتين ولكنها متواجدة في اللحم والجبنة والبيض.

وكل الثمانية (المذكورة سابقا) يمكن أخذها من الطعام المحتوي على القمح أو الذرى والحبوب (فول ـ فاصولياء).

حمض الدسم الأساسي Essential Fatty Acid

هناك ثلاثة حموض عديدة غير مشبعة في هذا الصنف والتي لا يمكن إنتاجها في الجسم (الاراشودينك، ولايتوليك، ولانولينيك).

وهذه المركبات موجودة في الخضار وزيوت السمك، وهي حيوية للأعمال المناسبة للاستقلاب.

ربما يسبب العوز بعض الأعراض مثل: الحالات التحسسية واضطرابات الجلد، وأظافر وشعر سيء .... وهلم جرا.

فرط ضغط الدم الأساسي (فرط التوتر) Essential Hypertension

ضغط الدم العالي بدون قدرة تحديد السبب ـ ومن مضاعفاته تصلب الشرايين وغالبا مترافقة مع فرط التوتر الأساسي ومن المضاعفات أيضا نزف دماغي، وفشل القلب، وفشل الكلية.

هناك أدوية متعددة الآن تخفف ضغط الدم، منها حاصرات بيتا وميشيل دوبا.

إن تغيير نمط الحياة لبعض المرضى المعانيين هو عامل هام مثل: إزالة الوزن الزائد، وتجنب الملح الزائد المُتناول، وإزالة الشدات.

انظر فقرة: فرط التوتر (ضغط الدم) HYPERTENSION

السببيات ـــ بحث علم الأمراض **Etiology**

انظر فقرة: بحث أسباب المرض AETIOLOGY

تحسين النسل ـــ علم تحسين النسل **Eugenics**

الدراسة التي تدرس كيفية نقل الخصائص للبشر والتي تثبت بالمورثات أو اختيار/ تحكم بالنسل.

سوى الصيغة الصبغية **Euploid**

مصطلح يستعمل لوصف عدد الصبغيات التي هـي مضاعفة العـدد الصبغي (أحـادي الصبغيات).

أنبوب قناة استاخيو (استاشيو) **Eustachian Tube**

هي إحدى قناتين واحدة في كل جهة، وهي تصـل الأذن الوسـطى إلى البلعـوم، الأنبـوب القصير (حوالي 35 ـ 40ملم) وهو دقيق في المركز وأعرض على كلا النهاينين وهي مبطنة بغشـاء مخاطي.

طبيعيا مغلقة لكن تُفتح لتساوي ضغط الهواء ومن الجهة الأخرى من غشاء الطبل.

تم تسميته بعد القرن السادس عشر من قِبل عالم التشريح الإيطالي ايستاشيو.

موت هادئ ـــ موت رحيم ـــ تيسير الموت* **Euthanasia**

تعجيل متعمد لموت أحد ما، الذي يُعاني من مرضٍ مؤلم، وعضال, والموت محتوم.

* محرمة بالشريعة الإسلامية, الموت والحياة من الـلـه عز وجل.

المريض ذو الصلة بالموضوع هو/ هي يتم بموافقته، سواء أُنجز عن طريق أدوية مميتة أو عبر معالجة كابحة.

وهو إجراء غير قانوني في المملكة المتحدة U.K

سرطان ايونج   Ewing's Sarcoma

سرطان عظم خبيث يتطور من نقي العظام في الحوض أو العظام الطويلة. يحدث في الشباب والأطفال. وبوقت قريب ينتشر بالجسم.

إنه غير شائع لكنه خبيث جدا. إن الاستعمال الحديث للأدوية مضادة السرطان قد تطيل الحياة المتوقعة للمرضى.

تم تسمية السرطان من قِبل عالم الأمراض (الباثولوجيا) الأميركي جيمس ايونج.

استئصال ــ قطع   Excision

مصطلح عام، قطع (إخراج قطعة) وبشكل أكثر تخصيصا، إزالة من المكان مثال: غدة أو ورم من الجسم.

سحج ــ كشط ــ انجلاف   Excoriation

أذية لسطح الجلد (أو جزء آخر من الجسم) سببه كشط أو خدش للمنطقة.

المبرزات ــ المفرغات   Excreta

المواد الفضلاتية التي تفرغ من الجسم، يستعمل المصطلح غالبا للإشارة إلى الغائط (البراز).

إفراغ ــ إخراج ــ إبراز   Excretion

طرح كل الفضلات من الجسم، من البول والغائط، وفقد الماء والأملاح من الغدد العرقية، والتخلص من ثانِ أكسيد الكربون وبخار الماء من الرئتين.

زفير ـــ انبعاث **Exhalation**

انظر فقرة: التنفس RESPIRATION

الغدة خارجية الإفراز **Exocrine Gland**

هي الغدة التي تفرغ مفرزاتها من خلال قناة . مثال: الغدد اللعابية والغدد العرقية بالمقارنة مع الغدة الصماء.

انظر أيضا فقرة: التعرق PERSPIRATION

خارجي المنشأ، مُكون خارجيا **Exogenous**

مصطلح يستعمل لوصف شيء ما ينشأ خارج الجسم، منها أيضا من خارج العضو من الجسم.

مقشع ـــ منفث **Expectorant**

واحد من مجموعة أدوية تُعطى للمساعدة في إزالة المفرزات من الرئتين، والقصبات والرغامى.

تعمل الأدوية في واحد من طرق متعددة أو يمكن أن تعمل لجمع (دمج تأثيراتها.)

بعضها يجفف المخاط المفرط وكذلك القشع بينما الآخر يُذيب تلك المفرزات لتقليل لزوجتها لتعزيز إزالتها.

هناك مجموعات أخرى في طرق مختلفة (غير معروفة).

زفير ـــ انقضاء **Expiration**

انظر فقرة: التنفس RESPIRATION

باسط ـــ ممدد **Extensor or Antagonist**

العضلة التي تتمدد أو تنبسط لتحرك الذراع أو الرجل....... الخ (مقارنة مع العضلة الثانية أو القابضة)

انقباضة خارجة أو نبضة هاجرة ــ منتبذة   Extrasystole or Ectopic Beat

ضربة قلبية تحدث خارج النظم الطبيعي للقلب، وهي نتيجة لنبضة تولد خارج العقدة الجيبية الأذينية.

ربما لا تلاحظ أو تظهر كأن القلب نسي النبضة.

الانقباضة الخارجة شائعة في النـاس الأصـحـاء، لكـن ربمـا تُسـبب مـن مـرض للقلـب، أو نيكوتين التدخين، أو الكافئين من التناول المفرط للشاي والقهوة.

إن إعطاء الأدوية ربما يوقف هذه النبضات الشاذة.

العين   Eye

عضو مُعقد للرؤية، وكل عين كروية تقريبا وتمتد داخل عظم الحجاج في الجمجمة.

الطبقة الخارجية ليفية وتشمل الصلبة غير الشفافة، والقرنية الشفافة.

الطبقة الوسطى هي وعائية وهي مـن المشيمية (مصدر الـدم للنصف الخـارجي مـن الشبكية) والجسم الهدبي (الذي يفرز الخلط المائي) والقزحية.

الطبقة الخارجية: هي حساسة، تضم الشبكية بين القرنية والعدسة، وهي حجرة مملوءة بسائل الخلط المائي، وخلف العدسة هي حفرة أكبر بكثير مـع الخلط الزجـاجي الـذي يشبه الجيلي (الهلام).

يدخل الضوء العين خلال القرنية، ومن ثم الخلط المائي إلى العدسة، التي تصحح الضوء، حتى الشبكية التي تحوي مخروطا وخلايا عضوية حساسة للضوء.

وترسل النبضـات إلى اللحـاء (الـقـشـرة) البصرية مـن الـدماغ خـلال العصب البـصري لكي تُفسر.

F

الوجه Face

القسم الظاهر الأمامي من الرأس، الممتد من الذقن إلى الجبهة.

هناك 14 عظمة في الجمجمة، تدعم الوجه وعدد من العضلات الدقيقة هي المسؤولة عن الحركة حول العينين، والأنف والفم التي تسبب التعابير الوجهية، كلها تحت سيطرة العصب القحفي السابع، وهو مزيج عصب حسي وحركي ومعروف بالعصب الوجهي.

العصب الوجهي Facial Nerve

عصب قحفي يحوي عددا من الفروع ويعصب العضلات التي تتحكم بتعابير الوجه. وله فروع للأذن الوسطى، والبراعم الذوقية والغدد اللعابية والغدد الدمعية. ومن حيث العمل له فروع حسية وأخرى حركية.

الشلل الوجهي Facial Paralysis

شلل في العصب الوجهي يؤدي لفقد العمل في عضلات الوجه، مما يضعف التعابير في الجانب المصاب، تحدث بحالة تسمى شلل بل، التي أيضا تسبب فقدا في الذوق وفقد القدرة لإغلاق العين، وغالبا الحالة مؤقتة، وقد يسببها الإنتان وتشفى مع الوقت.

إذا تعرض العصب لأذية، أو إذا عانى الشخص من صدمة فتتجه الحالة لتكون دائمة.

Factor VIII or Antihaemophilic Factor

العامل الثامن أو العامل ضد الناعور

هو واحد من عوامل التخثر الموجودة بشكل طبيعي في الدم.

إذا فُقد العامل في الذكور فإنه يُحدث الناعور.

العامل التاسع **Factor IX**

انظر فقرة: الناعور HEMOPHILIA

غائط ـــ براز **Faeces or Stools**

الفضلات النهائية الناتجة عن الطعام، المتشكلة في الكولون وتفرغ عن طريق الشرج.

يتألف من الطعام غير المهضوم، والجراثيم، ومخاط ومفرزات أخرى، ماء وأصبغة صفراء، والتي تعتبر مسؤولة عن اللون.

وتعتبر الحالة واللون للبراز هي من المؤشرات عن الصحة العامة.

مثال: البراز الباهت يأتي من اليرقان، والمرض الجوفي، والبراز الغامق غالبا يشير إلى حدوث نزف في الجهاز الهضمي.

غشيان ـــ إغماء **Fainting or Syncope**

فقد مؤقت وقصير الأمد للوعي سببه هبوط مفاجئ للتغذية الدموية للدماغ.

يمكن حدوثه في الأصحاء تماما، بسبب الوقوف الطويل أو الصدمة الانفعالية (العاطفية) ربما تحدث من انتان أو ألم شديد أو فقد الدم بسبب أذية أو خلال الحمل.

غالبا يُسبق الأغماء بالدوار، والرؤية الضبابية (غشاوة)، والتعرق ورنين في الأذن.

الشفاء تام غالبا ولا يترك تأثيرات مرضية.

أنابيب فالوب **Fallopian Tubes**

زوج من الأنابيب، كل واحد من المبيض إلى الرحم. يتسع الأنبوب عند المبيض ليشكل قمعا مع نتوءات تشبه الإصبع، تُعرف بالأهداب التي تحيط بالفتحة.

هذا القمع لا يتصل مباشرة مع المبيض لكنه مفتوح للحفرة البطنية.

عندما تتحرر البيضة من المبيض، تتحرك الأهداب لتدفعها داخل أنبوب فالوب.

طول الأنبوب حوال 10-12 سم ويقود مباشرة لداخل الرحم بنهايته السفلى بفتحة ضيقة.

الضلع الكاذبة **False Rib**

انظر فقرة: ضلع RIB

رئة المزارع **Farmer's Lung**

حالة تحسيسية سببها الحساسية لشم الغبار والأبواغ الفطرية المتواجدة في القش المتعفن أو التبن.

هي شكل من التهاب الأسناخ التحسسي (التهاب في أسناخ الرئتين)

(انظر فقرة: الأسناخ ALVEOLI)

تتميز بضعف التنفس الشديد، ربما تعالج الحالة بالكورتيكوستيروئيد لكن الأفضل ربما تجنب التحسس.

داء الشريطيات ـــ داء الوشائع **Fascioliasis**

مرض يصيب الكبد والأقنية الصفراء، سببه كائن حي يدعى الشريطية الكبدية أو الدودة المثقبية الكبدية.

الكائنات الحية والحيوانات هي المضيف (الثوي) للدودة المثقبية اليافعة، وتخرج بيـوض الطفيلي مع البراز.

تُحمل من قطع صغيرة من الحلزون التي تشكل الثوي الأوسط للطفيلي وتشكل الأطـوار اليرقانية تلك المترسبة في الحياة النباتية، خصوصا النبات البري.

تصاب الكائنات الحية بالتهاب عند تناول النبات البري ـ الذي يجب تجنبه.

تتضمن الأعراض: الحمى، فقد الشهية، عسر الهضـم، غثيانـا وإقيـاء، اسـهالا، ألما بطنـي وتعرقا شديدا وسعالا.

في الحالات الشديدة ربما يتضرر الكبد، وربما يصاب باليرقان وحتى الموت.

والمعالجة الكيميائية مطلوبة لقتـل الديـدان المثقبـة، والدواء الأسـاسـي هـو كلـوروكئين وبيثيتول.

سمين ـــ دهني   Fat

انظر فقرة: النسيج الشحمي ADIPOSE TISSUE

تعب ـــ كلل ـــ وسن   Fatigue

هو تعب عقلي أو فيزيائي يتلو فترة طويلة من العمل القاسي، ينتج التعب العضـلي مـن التمارين القاسية، وسببها تشكل حمض اللبن. يتشكل حمض اللبن في العضـلات (كنهايـة نتـاج تحطم الغلوكوجين عند إنتاج الطاقة) ويتشكل عند نقص مصدر الأكسجين. تصبح العضـلة غـير قادرة على العمل كما ينبغي، حتى تأخذ فتـرة مـن الراحـة وعـودة مصـدر الأكسجين كـي تمكـن حمض اللبن للخروج.

الحمض الدسم Fatty Acid

واحد من مجموعة مركبات عضوية، المؤلفة من سلسلة هيدروكربونية مستقيمة طويلـة ومجموعة حمض الكاربوكيليك (COOH).

طول السلسلة متنوع من واحد حتى 30 ذرة كربون، تقريبا، وربمـا السلاسـل مشـبعة أو غير مشبعة، ويمكن أن تركب الحموض الدسمة داخل الجسم، لكـن الحمـوض الدسـمة الأخـرى الأساسية يجب الحصول عليها من الطعام.

وللحموض الدسمة ثلاثة وظائف رئيسية داخل الجسم:

1ـ هي عناصر من الشحميات السكرية (تحـوي الشـحميات كاربوهيـدرات) وشـحميات فوسفورية (تحوي الشحميات فوسفات) التي تعتبر رئيسية وهامة في بناء النسيج والأعضاء.

2ـ تعتبر الحموض الدسمة جزئيات هامة للتريكليسيريد (هي الشحميات التي تحوي ثلاثة جزئيات حموض دسمة تنظم إلى جزيء غليسـيرول) وهي تخـزن في سيتوبلازسـما الخلايا الكبيرة وتتحطم عند الطلب لمنح الطاقة. وهي الشكل الذي يخزن الجسم به الدهون.

3ـ وتعمل الحموض الدسمة (أصلها) كهرمونات ورسائل داخل خلوية.

فوال ـ الانسمام بالفول Favism

اضطراب وراثي يأخذ شكل فقر الدم الانحلالي الشديد (تخريب كريـات الـدم الحمـراء) يُستعجل عبر تناول الفول الأخضر، هذا الشخص الذي يحوي هذه الاضطرابات لديه حساسـية للموجودات الكيميائية في الفول، وأيضا مـن بعـض الأدويـة المميتـة، خصوصـا بعـض الأدويـة المضادة للملاريا.

ذلك يحدث بسبب فقد أنزيم معين (G6PD) غلوكوز 6ـ فوسفات منزوع الهيـدروجين الذي يلعب دورا هاما في استقلاب الغلوكوز.

الصبغي المتأذي المسؤول عنه، هو صفة مميزة محددة مرتبطة بالجنس تظهر وتسـتمر بالسكان لأنها أيضا تمنح زيادة المقاومة للملاريا.

حموي ــ محموم   Febrile

الذي يحوي حرارة (حمى).

اختيار فهلنغ   Fehling's Test

هو نوع من الاختبار، استبدل الآن بطرق أكثر حداثة من أجل تحديـد وجـود السـكر في البول.

فخذي   Femoral

مصطلح يستعمل لوصف الفخذ (أو تلك المنطقة ما بين الركبة والورك)

مثال: الشريان الفخذي، الوريد الفخذي، العصب والقناة الفخذية.

الفخذ ــ عظم الفخذ   Femur

هو عظم الفخذ، العظم الطويـل الممتـد مـن الـورك إلى الركبـة وهـو العظـم الأقـوى في الجسم، وإنه العظم الحامل لوزن الجسم والكسر شائع في الناس كبار السن مما لـديهم ضعف في بنية العظم، إنه يرتبط مع الحزام الحوضي عند النهاية العلوية التي تشكل المفصـل الـوركي. وعند النهاية السفلى ترتبط مع الرضفة (الداعضة) والضنبوب لكي تشكل مفصل الركبة.

تلقيح   Fertilization

اندماج المني مع البويضة لتشكيل البيضة الملقحة، التي فيما بعد تخضع لانقسام خلوي لتصبح المضغة.

يتم التلقيح في البشر بأعلى أنبوب فالوب بجانب المبيض، ثم ترحل البيضة الملقحة لتنغرز (تعشش) في الرحم.

تنظير الجنين **Fetoscope**

انظر فقرة: تنظير السلى (الأمنيوس) AMNIOSCOPY

جنين **Fetus**

انظر فقرة: الجنين FOETUS

حمى **Fever**

ارتفاع في درجة حرارة الجسم فوق الطبيعي، وتُرافق كثير من الأمراض والانتانات.

سبب الحمى هو ناتج عن مولد حمى بالجسم داخلي المنشأ ــ الجزء الذي يعمل في مركز تنظيم الحرارة في منطقة تحت المهاد في الدماغ.

هذه الاستجابات تتم عبر آليات تعزيزية التي تزيد تولد الحرارة وتنقص فقد الحرارة بحيث تقود إلى ارتفاع في درجة الحرارة.

هي عامل رئيسي في انتانات عديدة تسببه الجراثيم أو الفيروسات وهي النتيجة للسموم بسبب نمو هذه العضيات.

الحمى المتقطعة توصف درجة حرارة متموجة بحيث تقود درجة الحرارة للعودة إلى الطبيعي.

في الحمى المترددة وأيضا درجة حرارة الجسم لا يمكن أن تعود للطبيعي.

في الحمى الراجعة التي تسبب جراثيم اليوريلا التي تنتقل عبر القرادة أو القملة، هناك حمى متكررة كل 3 إلى 10 أيام بعد الهجمة الأولى، والتي تستمر إلى حوالي أسبوع واحد.

تعتمد معالجة الحمى على معالجة الحالة الأساسية، على كل حال، من الضروري تخفيض درجة حرارة بطرق مباشرة مثل الاسفنج على الجسم مع الماء الفاتر، أو عبر إعطاء أدوية مثل الاسبرين.

يُرافق ارتفاع درجة حرارة الجسم أعراض مثل: الصداع، قشعرية، غثيان، إسهال أو إمساك.

عندما ترتفع درجة الحرارة فوق 41°م (105° ف) ربما يصبح هناك هذيان أو اختلاج، خصوصا بالأطفال.

اف ــ اتش　　　　　　　　　　　　　　　　　　　　　　**FH**

انظر فقرة: هرمون النمو growth hormone

المنظار الليفي البصري　　　　　　　　　　　　　**Fibreoptic Endoscopy**

طريقة لرؤية البنيات الداخلية للتجويف، مثل: يستعمل للسبيل الهضمي والتنظير القصبي.

تستعمل المناظير الليفية البصرية الإنارة من مصدر ضوء بارد، حيث تمر للأسفل بحزمة من ألياف الكوارتز.

تعمل الآلات بمرونة عالية مقارنة مع الشكل الأقدم من المنظار، ويمكن استعماله لإنارة البنية التي تعذر الوصول إليها سابقا.

يمكن استعمال المنظار الليفي البصري لتنفيذ بعض الإجراءات المباشرة مثل الخزعة واستئصال السليلة (قطع المرجل) وإزالة البوليب.

رجفان ليفي ــ اختلاج ليفي عضلي　　　　　　　　　**Fibrillation**

تقلص أو ارتجاف سريع للعضلات غير متوافق، حيث تتقلص حزم الألياف العضلية للشخص بشكل مستقل. ينطبق خصوصا على العضلة القلبية.

ـ يُعطل الضربات الطبيعية بحيث يحجز الجزء المتأثر عن ضخ الدم.

ربما يحدث هناك نمطان من الرجفان الليفي. يعتمد على العضلة المتأثرة

الرجفان أذيني: يتسبب غالبا من التصلب العصيدي أو مرض القلب الرثوي الذي يؤثر على العضلات الأذينية وهو نمط شائع من اللانظمية.

إن ضربة القلب والنبضة لا نظمية بشكل شديد، وهنا يحافظ على إنتاج القلب عن طريق انقباض البطينات وحدها.

مع الرجفان البطني، يوقف القلب ضخ الدم، إذا عند تأثره يتوقف القلب. يتطلب إنعاش إسعافي فوري للمريض، أو أن يكون الموت تاليا خلال دقائق.

ليفين **Fibrin**

هو الناتج النهائي من عملية تخثر الدم، هو عبارة عن خيوط مضغوطة من البروتين غير الذواب تتشكل من الطليعة الذوارية، الفيبرنيوجين (مولد الليفين) عبر فعالية أنزيم ترومبين.

يشكل الليفين شبكة تعتبر قاعدة (أساس) خثرة الدم.

مولد الليفين **Fibrinogen**

هو عامل التخثر الذي يُحدث في الدم، وهو بروتين ذواب وهو طليعة الليفين.

مرض كيسي الليفي للبنكرياس **Fibrocystic Disease of the Pancreas**

انظر فقرة: لياف كيسي CYSTIC FIBROSIS

ورم ليفاني ـــ ورم ليفي **Fibroid**

نوع من الورم الحميد (غير الخبيث) الموجود في الرحم مكوّن من ألياف وأنسجة عضلية وأنواع كثيرة.

قياسه من 1 إلى 2مم، وقد يصل إلى حجم كبير متعدد الكيلوغرامات، تحدث بشكل شائع عند النساء اللواتي لا أولاد لهن (عاقر) وعمرهم أكبر من

ال35 عاما. ربما لا تُحدث الليمفومات مشاكل ولكن ربما يكون هناك ألم, ونـزف طمثـي شـاذ وكثيـف, واحتباس البول أو تكرار البول, والعقم.

يمكن استئصال الليمفومات جراحيا ولكن غالبا يستطب الاستئصال الكامل للرحم.

ليمفوم ـــ ورم ليفي **Fibroma**

ورم حميد يتكون من انسجة ليفية.

غرن ليفي ـــ ورم ليفي ساركومي **Fibrosarcoma**

ورم خبيث من النسيج الضام، بشكل جزئي يتواجد في الأطراف وخصوصا الأرجل.

تليف **Fibrosis**

شكل من النسيج الضام الكثيف أو المتندب، عادة كنتيجة للرض أو الالتهاب ربما يصيب بطانة الأسناخ (انظر فقرة: السنخ ALVEOLUS) في الرئة (تليف الخلالي الرئوي) وتسبب حالة من ضعف التنفس.

انظر أيضا فقرة: التليف الكيسي CYSTIC FIBROSIS

التهاب ليفي **Fibrositis**

التهاب في النسيج الضام الليفي، والعضلات وأليـاف العضـلة، وتصيـب الأرجـل واليـدين وتسبب ألم وتيبس.

النسيج الليفي **Fibrous tissue**

نوع من الأنسجة يتواجد بغزارة في كل مكان من الجسم، يتألف النسيج الليفـي الأبـيض من ألياف الكولاجين، وبروتين. له بنية قاسية وقوة مط عالية، ويشكل الأربطة والأوتار والنسيج الندبي الذي يحدث في الجلد.

النسيج الليفي الأصفر: مركب من ألياف بروتينية أخرى، الايلاستين، وهو مرن جدا ويوجد في الأربطة المخصصة للتمدد المتكرر مثل تلك التي خلف العنق.

وتوجد في جدران الشرايين، وجدران الأسناخ (انظر فقرة: السنخ ALVEOLUS)

وفي طبقة الأدمة من الجلد.

الشظية ــ القصبة الصغرى   Fibula (pl. fibulae)

هي العظم الطويل الرفيع الخارجي والتي تتمفصل مع الضنبوب في أسفل الرجل.

داء الخيطيات   Filariasis

مرض شبه استوائي واستوائي يسببه ديدان المدورات في الجهاز اللمفاوي تُحمل الديدان الطفيلية للبشر عن طريق البعوض، تسبب سدادة في الأوعية اللمفية، تسبب تورم (داء الفيل).

هدب/ جمعها أهداب   Fibbria (pl. fimbriae)

انظر فقرة: أنابيب فالوب FALLOPIAN TUBES

اصبع   Finger

انظر فقرة يد: HAND والسلاميات PHALANGES

شق ــ ثلم ــ فلح   Fissure

ثلم أو شـق طبيعـي أو شرخ غـير طبيعـي في الجلـد أو الغشاء المخاطي، مثـال: الشـق الشرجي.

ناسور   Fistual

فتحة غير طبيعية بين عضوين مجوفين أو بـين شيء كالعضـو أو غـدة مـن جهـة وخـارج الجسم من جهة أخرى.

ربما يتطور خلال مرحلة الأجنة ويولد الطفل مع ناسور، ربما يسببه الرض أو الالتهاب أو كمضاعفات تالية للجراحة. مثال شائع: الناسور الشرجي الـذي يحـدث بحـال حـدوث خـراج في المستقيم وثم ينفجر ويسبب اتصالات من خلال سطح الجلد.

نوبة **Fit**

إصابة اختلاجية (تشنجية) مفاجئة، وهي مصطلح عام ينطبق عـلى النوبـة الصرعيـة، أو الاختلاج، أو نوبة السعال ـ انظر أيضا فقرة: الاختلاج، التشنج CONVULSIONS

شريحة **Flap**

جزء من النسيج، عادة الجلد، تؤخذ من النسج الأساسية باستثناء قطعـة رفيعـة واحـدة (عنق) تُترك لمصدر دموي وعصبي، تستخدم الشريحة لإصلاح ضرر في موقـع آخـر مـن الجسـم بحيث يخيط الجزء الحر في المكان.

بعد حوالي ثلاثـة اسـابيع وبعـد الشـفاء الجيـد للعمليـة، يُفصـل الجـزء المـتروك (عنـق) ويخيط بالمكان.

تستعمل الشرائح بشكل عام في الجراحات التقويمية (جراحـة الـرأب) وأيضـا عقـب بـتر الذراع.

انظر فقرة: ترقيع الجلد SKIN GRAFTING

القدم المسطحة **Flat Foot**

فقدان لقوس القدم بحيث تكون الحافـة الداخليـة بشـكل مسـطح عنـد توضـعها عـلى الأرض.

تحدث بالأطفال ذوي أربطـة القـدم الطريـة، أو في اليـافعين البـدينين أو الـذين يقفـون لفترات طويلة.

تتم المعالجة عبر وسائط من التمارين، أحذية أقدام تقوية (تنمية), وفي الحالات الشديدة: الجراحة.

تطبل البطن **Flatulence**

وجود للغاز في المعدة أو المصران الذي يمكن إخراجه من خلال الفم أو الشرج.

التواء **Flexion**

هو التواء للمفصل أو مصطلح يشير إلى الشكل غير الطبيعي في عضو من الجسم.

عضلة ثانية عاطفة/ أو عضلة شاذّة **Flexor or Agonist**

أي عضلة تتقلص كي تثني اليد أو أي جزء آخر من الجسم.

(انظر فقرة: العضلة الارادية VOLUNTARY MUSCLE)

رفرفة **Flutter**

اضطراب غير طبيعي في نظمية ضربات القلب التي ربما تؤثر في الأذينات والبطينات. لكنها أقل شدة من الاختلاج. الأسباب والمعالجة متشابهة.

تدفق ـــ فيض **Flux**

سيل غير طبيعي ومفرط من أي فتحة طبيعية من الجسم، مثال: التدفق البطني أي الإسهال.

جنين **Foetus or Fetus**

طفل غير مولود، وسمي كذلك بعد الأسبوع الثامن من التطور[1].

---

[1] داخل الرحم.

حمض الفوليك   **Folic Acid**

مركب يشـكل جـزءا مـن فيتـامين "ب" المركب، موجـود في التخليـق الحيـوي [2] لبعض الحموض الأمينية وتستعمل في معالجة الأنيميا.

جريب — حويصل   **Follicle**

أي كيس صغير، أو تجويف، أو غـدة إفرازيـة، مثـال: جريـب الشـعر، وجريبـات غـراف للمبايض: التي فيها ومنها تنضج البيوض وتتحرر.

هرمون حث الجريبات   **Follicle - Stimulating Hormone (FSH)**

انظر فقرة: منشط المنسلان (غدتا التناسل)   GONADOTROPHINS

كمادة   **Fomentation**

انظر فقرة: كمادة ـ لزقة ـ لبخة   POULTICE

يافوخ   **Fontanelle**

فتحة في الجمجمة عند حديثي الولادة، والرضع الذين لم يتشكل لديهم كـل العظـم، ولم تلتحم لديهم كل الدروز بشكل تام.

أكبرهذه الفتحات هو اليافوخ الأمامي على قمة الرأس، الذي يبلغ حوالي 2.5 سـم2 عنـد المولد.

تغلق اليوافيخ تدريجيا بتشكل عظم يغطي الفتحة تماما عند عمر ال18 شهرا.

إذا كان الطفل مريضا، على سبيل المثال: الحمى، يصبح اليافوخ متوترا.

---

[2] التخليق الحيوي: إنتاج مركب كيميائي من قِبل كائن حي.

وإذا كان الرضيع يعاني من الاسهال وإمكانية حدوث التجفاف فإن اليافوخ ينخفض بشكل غير طبيعي (غؤور).

طعام مسموم ــ تسمم الطعام **Food Poisoning**

مرض في الجهاز الهضمي سببه تناول طعام ملوث بالفيروسات أو جراثيم معينة أو بسموم كيميائية (مبيدات الحشرات) أو عناصر معدنية مثل الزئبق والرصاص.

تتضمن الأعراض: إقياء، إسهال، غثيان، ألم بطني، وتشتد الأعراض بشكل كبير خلال 24 ساعة.

أكثر الأسباب شيوعا هي البكتريا، تتكاثر بسرعة وتطلق الذيفان المسبب لأعراض المرض.

ومن هذه الجراثيم: السالمونيا، ستافيلوكوكس، كامبيلوباكتور والمطثيات الوشيقية (المسببة للتيمم الوشيقي). ربما تسمم الطعام مميت، الشاب والمسن يكونان ضمن الخطر خصوصا.

قدم (جمعها: أقدام) **Foot (pl. Feet)**

الجزء أسفل الرجل، أسفل الكاحل مكوّن من (11 إحدى عشر) عظمة صغيرة ويحوي شكلا مشابها للموجود في اليد.

أكبر هذه العظيمات: كعب القدم، الذي يتمفصل مع عظم الساق والظنبوب. ويشكل أيضا العقب. انظر أيضا فقرة: القدم المسطحة FLAT FOOT:

ثقب **Foramen**

حفرة أو فتحة، تشير لوجودها في بعض العظام. على سبيل المثال: الثقب الكبير هو الحفرة الكبيرة عند قاعدة الجمجمة (في العظم القفوي "القذالي") الذي يمر من خلاله النخاع الشوكي خارجا من الدماغ.

ملقط ـــ جفت **Forceps**

أداة جراحية، لها أنماط مختلفة ومتعددة تستعمل كـ كماشة (محبسة).

مقدم المخ، الدماغ الأمامي **Forebrain**

الجزء من الدماغ الذي يتألف من منطقة المهاد (السرير البصري) وتحت المهاد (تحت السرير البصري).

القلفة **Foreskin**

القلفة (العزلة)، الثَّنْيَة من الجلد التي تنمو فوق نهاية (خَشَفة) القضيب.

حفرة ـــ نُقرة **Fossa (pl. Fossae)**

تجويف طبيعي أو انخفاض عند السطح أو داخل الجسم، مثال: الحفرة داخل الجمجمة التي تحتوي أجزاء مختلفة من الدماغ.

نقرة ـــ حفرة **Fovea (pl. Foveae)**

أي انخفاض صغير، تشير غالبا لأي واحدة منها تحدث في شبكية العين، التي تحوي عددا كبيرا من الخلايا الحساسة للضوء هي المخاريط المتوضعة (القائمة)، إنها مكان شدة البصر الأكبر، التي تكوّن المنطقة التي تضبط الخيال عليها عندما تكون العيون تنظر إلى موضوع ما.

كسر **Fracture**

أي كسر في العظم، ربما يكون تاما أو ناقصا. في الكسر البسيط (أيضا تُدعى الكسر المطلق) ويبقى الجلد سليما قليلا أو كثيراً، لكن في الكسر التام (الكسر المفتوح) يحصل فيه جرح مفتوح بحيث يصل العظم إلى السطح. هذا النمط من الكسر أكثر أهمية لأنه يؤمن خطر أكبر من الانتان وكذلك فقد للدم بشكل أكبر.

إذا كان العظم يعاني من مرض ما (مثل الذي يحدث في النساء كبيرات السن مما لديهم تخلخل عظام) هذه الحالة تُعرف بالكسر الباثولوجي.

كسر التعب (الارهاق) يحدث في العظم الذي يعاني وبشكل متكرر من رض متواصل، على سبيل المثال: كسر المشي المشاهد في اصبع القدم الثاني للجنود بعد المرش الطويل (المشي العسكري).

كسر (شرخ) العظم الغض الذي يحدث فقط في الأطفال، الذين عظامهم لا تزال طرية وتتجه للانحناء. يحدث الكسر في الجهة المعاكسة لجهة القوة المسببة.

الكسر المعقد (المضاعف) يتضمن أذية للأنسجة الرخوة المحيطة منها الأوعية الدموية والعصبية.

الكسر المنخسف: ينطبق على الجمجمة فقط، عندما تضغط قطعة من العظم للأمام وللأسفل وربما يتضرر الدماغ.

انظر أيضا فقرة: الكسر المفتت: COMMINUTED FRACTURE

لجام اللسان   **Frenulum Lingae**

انظر فقرة: اللسان TONGUE

بلسم فرير   **Friar's Balsam**

مُركّب يحوي بنزوئين، الذي يمزج مع الماء الحار، يستنشق البخار الناتج لتلطيف الزكام ..... الخ.

رنح فريدريك   **Friedreich's Ataxia**

اضطراب وراثي سببه انحلال الخلايا العصبية في الدماغ والنخاع الشوكي. تظهر في الأطفال، عادة في سن المراهقة. تتضمن الأعراض عدم الاستقرار أثناء المشي وفقد في منعكس الرضفة، يقود بشكل تصاعدي إلى

الرجفان، وضعف الكلام، وتقوس العمود الفقري. تزداد الأعراض حتى العجز، وربما تترافق مع مرض القلب. انظر أيضا فقرة: الرنح ATAXIA

الفص الجبهي **Frontal Lobe**

القسم الأمامي من كل نصف للكرة المخية من المخ في الدماغ، تمتد خلفا لموقع يدعى الاخدود المركزي وهو شق عميق في أعلى السطح الخارجي.

شرث ـــ لسعة الجليد **Frostbite**

ضرر في الجلد والنسج الأساسية سببه البرد القارس وخصوصا تتأثر الأطراف، أي في الأصابع، أصابع القدم، والأنف والخدود.

الأجزاء المتعرضة للبرد تصبح بيضاء وخدرة وقد تتطور القرحات (بثرات)، يقسو الجلد ثم يعود تدريجيا. وإذا كانت لسعة الجليد سطحية بشكل واضح، فإنه يتقشر ويكشف تحته جلد أحمر رقيقا، وفي الحالات الشديدة تتجمد الطبقات العميقة من الأنسجة وتتخرب وقد يكون البتر ضروريا، خصوصا عندما تغزوه الانتانات.

انظر فقرة: الغنغرينا GANGRENE

الكتف المتجمد **Frozen Shoulder**

تيبس مؤلم في مفصل الكتف، مما يحدد الحركة، وهو أكثر شيوعا عند كبار السن بين عمر ال 50 و 70 سنة. ربما ينتج من الرض، ولكن لا يوجد سبب ظاهرا غالبا.

وتتضمن المعالجة التمارين وأحيانا تُعطى حقن للكورتيكوستيروئيدات وغالبا يشفى تدريجيا.

هرمون حث الجريبات **FSH**

انظر فقرة: المنشط المتسلي GONADOTROPHINS

Fulminant

داهم ــ صاعق

مصطلح يستعمل لوصف الألم الذي يكون مفاجئا وحادا.

Fundus (pl. Fundi)

قاع ــ قعر

1ـ القاعدة الكبيرة للعضو بعيدا عن فتحته.

2ـ نقطة من الشبكية في العين مقابل البؤبؤ.

Fungal Diseases

الأمراض الفطرية

أمراض وانتانات سببها الفطريات.

Fungus (pl. Fungi)

فطر (جمعها: فطريات)

نوع من أنواع كثير من النباتات وحيدة الخلية التي تفتقـر للكلوروفيـل ويعـاد إنتاجهـا (دورة حياتها) عبر الأبواغ.

بعض الأنواع خامجة في نفس طريق عمل البكتريا. مثال: القوباء.

وأخرى تستعمل في إنتاج المضادات الحيوية.

Furuncle

دمل ــ بثرة

انظر فقرة: الدمل BOIL

G

ثر الحليب **Galactorrhoea**

تدفق الحليب من الثدي، غير مترافقة مع ولادة الطفل أو الأرضاع.

ربما تكون عرضا لورم في الغدة النخامية.

الصفراء **Gall**

مصطلح آخر للصفراء.

المرارة **Gall Bladder**

عضو يشبه الكيس يتوضع في الجانب السفلي من الكبد، يختزن ويركز الصفراء. قياسها حوالي 8سم طولا و2.5سم عرضا وحجمها أكثر من 30سم2 قليلا.

عند أكل الدسم تتقلص المرارة لترسل الصفراء إلى الاثني عشر عبر القناة الجامعة.

مرض المرارة الأكثر شيوعا هو الحصيات المرارية، التي تتشكل في ظروف معينة.

حصيات المرارة **Gallstons**

حصيات ذات تركيبات متغيرة تتشكل في المرارة، وتحدث بسبب تبدل تركيب الصفراء مما يجعل الكلسترول أقل ذوبانا. ربما تتشكل الحصيات بالترسب حول جسم أجنبي. هناك ثلاثة أنواع من الحصيات: الكلسترولية والصباغية والمختلطة.

والأخيرة يبدو أنها أكثر شيوعا. توجد عادة أملاح الكلس بنسب مختلفة.

قد تبقى الحصيات المرارية لسنوات دون أعراض، لكنها تُحدث ألما شديدا وربما تعبر إلى القناة الجامعة، وإن سببت انسدادا يحدث يرقان.

Gamete   **خلية تناسلية**

خلية ناضجة أو خلية جنسية، ذكرية أو انثوية، التي تستطيع الاشتراك في التلقيح.

مثال: البيضة والنطفة.

Gamma Globulin or Immune Gamma Globulin

غاما غلوبولين أو غاما غلوبولين المناعي

تجمع من جزء من الجسم المضاد من الدم البشري، يستعمل من أجل التحصين (اللقاح) ضد أمراض خمجية معينة: الحصبة، التهاب سنجابية الدماغ، التهاب الكبد .... الخ.

لا يُعطي بعد الإصابة (عند تشخيصها) لكنه يُمنح وقاية إذا أعطي قبل الإصابة.

انظر أيضا فقرة: غلوبولين GLOBULIN

Ganglion (pl. Ganglia)   **عقدة**

1ــ مجموعة من النسيج العصبي تحوي خلايا عصبية ومشابك. سلسلة العقد تتوضع في كل جهة من النخاع الشوكي. بينما هناك عقد أخرى تتوضع بجانب أو ضمن الأعضاء المناسبة

بعض الكتل من الخلايا العصبية ضمن الجهاز العصبي المركزي واضحة الحدود تـدعى العقدة. مثال: العقدة القاعدية، انظر فقرة: العقدة القاعدية BASAL GANGLION.

2ـ انتباج سليم الذي يتشكل غالبا في غمد الوتر ويمتلئ بالسائل، وتحدث بشكل جزئي بالرسغ (المعصم) وربما تختفي تماما وفجأة.

موات ـــ غنغرينا **Gangrene**

تموت النسيج بسبب انقطاع مصدر الدم أو انتان جرثومي.

هناك نوعان من الغنغرينا: الجافة والرطبة.

الغنغرينا الجافة سببها بشكل واضح انقطاع مصدر الدم وهو من المضاعفات المرحلة المتأخرة من الداء السكري حيث يحدث تصلب عصيدي.

الجزء المصاب يصبح باردا ويتحول بنيا ثم أسود اللون وهناك خط واضح بين النسج الحية والميتة. ثم يستأصل الجزء المتموت بعدها.

الغنغرينا الرطبة: أكثر شيوعا بسبب الانتان الجرثومي الذي يسبب تعفنا وتخرج السوائل من النسيج مترافقة مع رائحة نتنة (قبيحة).

وربما يعاني المريض من حمى وأخيرا تموت بسبب سمم الدم.

انظر أيضا فقرة: GAS GANGRENE

تغيرات غازية **Gaseous Exchange**

تغير في غازات التنفس (الأكسجين وثانِ أكسيد الكربون) بواسطة التبادل عبر جدران الأسناخ في الرئتين (انظر فقرة: السنخ ALVEOCUS)

الغنغرينا الغازية **Gas Gangrene**

شكل من الغنغرينا الذي يحدث عندما يلتهب الجرح بجراثيم من جنس المطثيات تطلق الجرثومة السموم التي تسبب تعفن مع إطلاق الغاز.

ينتشر الغاز داخل العضلات والنسيج الضام، يسبب تورما، وألما، وحمى وربما هذيان سمي، وإذا لم تعالج الحالة تقود بسرعة إلى الموت.

بعض هذه الجراثيم لا هوائية (تتواجد بدون هواء أو أكسجين)

يمكن أن تستعمل في المعالجة الجراحية والعناصر المؤكسدة والبنسلين.

ألم المعدة   **Gastralgia**

مصطلح يعني أن هناك ألما في المعدة.

استئصال المعدة ــ خزع المعدة   **Gastrectomy**

استئصال جراحي، عادة جزء من المعدة، ربما تُجرى من أجل سرطان في المعدة، القرحات الهضمية المتعددة، أو لإيقاف نزف ما.

مَعِدي   **Gastric**

مصطلح يستعمل لوصف أي شيء يشير إلى المعدة.

عصارة معدية   **Gastric Juice**

مفرزات من الغدد المعدية في المعدة، المكونات الأساسية هي حمض كلور الماء، الرينين، مويسيين، ومولد الببسين (الذي يشكل الببسين). في الحالات الحمضية (عندما يكون الوسط حامضي) إن الحموضة (تتراوح: PH من 1 إلى 1.5) تحطم الجراثيم غير المرغوبة.

الغدد المعدية   **Gastric Glands**

غدد تتواجد في الغشاء المخاطي للمعدة والتي تفرز العصارة المعدية الغدد فؤادية وبوابية وقاعية.

القرحة المعدية   **Gastric Ulcer**

تآكل في المخاط في المعدة بسبب عوامل مثل الحموضة والصفراء.

ربما تخترق العضلة وتثقب جدار المعدة. (انظر فقرة: الثقب ــ الخزم
(PERFORATION

الأعراض النموذجية: ألم حارق، تجشؤ، وممكن غثيان عندما تكون المعدة فارغة أو بعـد الطعام فورا.

يحدث التخفيف (التسكين) من مضادات الحموضة وربما تكون الجراحة ضرورية.

غاسترين (هرمون معدي)   **Gastrin**

هرمون يحث زيادة إنتاج العصارة المعدية الحمضية.

التهاب المعدة   **Gastritis**

التهاب في طبقات المعدة (المخاطية)، بسبب الجراثيم أو التناول المفرط للكحول.

التهاب المعدة والأمعاء   **Gastroenteritis**

التهاب في المعدة والأمعاء يقود إلى الإقياء والإسهال.

أكثر الأسباب شيوعا الانتان الفيروسي أو الجرثومي.

وقد يكون فقد السوائل خطيرا على الأطفال.

مبحث المعدة والأمعاء   **Gastroenterology**

دراسة الأمراض التي تؤثر على السبيل المعدي المعوي، بما فيه البنكرياس والمرارة، والقناة الصفراء إضافة إلى المعدة والأمعاء.

مفاغرة معدية معوية   **Gastroenterostomy**

عملية تُجرى لفتح طريق ثانية للطعام من المعدة للتخلص من المنطقـة المسـدودة، عـبر إجراء فتحة في المعدة ومجاور للمعي الصغير ليتصلا معا، وتجرى عند استئصال المعدة.

السبيل المعدي المعوي   **Gastrointestinal Tract**

انظر فقرة: القناة الغذائية (الهضمية) ALIMENTARY CANAL

منظار المعدة **Gastroscope**

آلة مرنة (قابلة الإنحناء) تتشكل من ألياف بصرية أو كاميرا بث فيديو، التي تجيز فحص مُرئي لداخل المعدة. انه من الممكن رؤية كل المناطق في المعدة, ولأخذ عينات تستخدم أدوات خاصة. يستخدم الأنبوب عبر الفم والمري.

فغر المعدة ـــ تفميم المعدة **Gastrostomy**

إجراء فتحة لداخل المعدة من الخارج ـ عادة بواسطة الجراحة ـــ ذلك يجيز إعطاء الطعام للمرضى الذين لا يستطيعون البلع إما بسبب سرطان المري أو ما بعد جراحة المري أو ربما الذين فقدوا الوعي لمدة طويلة.

شاش **Gauze**

مادة من نسيج مثقب يستعمل في تغطية الجروح والتضميد.

تزقيم/ تغذية بمسبار معدي **Gavage**

تغذية بالقوة ويُلجأ إليها عندما يكون المريض ضعيفا جدا كي يأكل بنفسه أو بنفسها أو المريض الذي يرفض الطعام بشكل مستمر. يستعمل أنبوب معدي أو أنبوب أنفي معدي.

مورثة **Gene**

هي الوحدة الأساسية (الأولية) للمواد الوراثية، وهي موجودة في مكان محدد من الصبغيات.

إنها مركب كيميائي مسؤول عن نقل المعلومات بين الأجيال الكبيرة والأصغر.

كل مورثة تسهم في تقديم صفات مميزة، هناك أكثر من 100.000 مورثة في البشر، يختلف حجم المورثة مع الصفات المميزة. مثال: المورثة التي تُرمز لهرمون الأنسولين: تقيس 1.700.

هناك أنماط متعددة من المورثة، تستند إلى عمل المورثة، بالإضافة لكونها مسيطرة أو منحسرة.

الصفات المميزة المسيطرة هي واحدة وتحدث أينما حلت المورثة بمفردها.

بينما تتأثر المورثة المنحسرة (مثال: المرضية) يتطلب وجود المورثة في كلا زوجي الصبغيات. أي يجب أن يكون متماثلا في الزوجين (زوجي الصبغيات)

انظر فقرة: الاضطرابات المرتبطة بالجنس SEX _ LINKED DISORDERS

الشلل العام **General Paralysis of the Insane**

انظر فقرة: الخلجان الحركي _ الأتاكسيا الحركية TABES DORSALIS

الشيفرة الوراثية **Genetic Code**

معلومات محددة، تحمل بواسطة جزئيات DNA، التي تتحكم بالحموض الأمينية الجزئية وعملها في كل بروتين وكذلك كل البروتينات المركبة داخل الخلية.

لأن هناك أربعة نيكليوتيدات، واتحاد ثلاثة أساسيات يصبح الوحدة الأصغر التي تُمكن انتاج الشيفرات من أجل كل الحموض الأمينية الـ 20.

نقل المعلومات من مورثة إلى البروتين تعتمد على ثلاثة نيكليوتيدات سليمة تدعى الرامزات (الشيفرات).

تغير في الشيفرة الوراثية ينتج بالحمض الأميني عبر تدخل غير صحيح في البروتين، وتنتج من الطفرات.

النصيحة الوراثية// الإرشاد الوراثي **Genetic Counselling**

هو تدبير احتياطي عبر نصيحة الأسر حول طبيعية وأرجحية الاضطرابات الوراثية والاختيارات المتاحة، بلغة وقائية وتدبيرية حديثة في التشخيص بفترة ما قبل الولادة.

إنه من الممكن التحديد في مرحلة مبكرة من الحمل ما إذا كان الطفل سيكون غير طبيعي.

Genetic Engineering or Recombinant DNA Technology

الهندسة الوراثية أو تقنيةDNA

تعديل صناعي يركب وراثية الكائن الحي. أكثر تخصيصا، على سبيل المثال، إدخال مورثات الخلية البشرية داخل بكتريا لإنجاز عملها الاعتيادي وهكذا فإنه من الممكن لإنتاج ــ ضمن الكفة التجارية ــ هرمونات مثل الأنسولين وهرمون النمو عبر الاستفادة (لغرض نافع) من البكتريا ومورثة الجسم.

الكائن العضوي المستعمل غالبا هو الاسترشياكوكي.

للعملية استعمالات أخرى منها إنتاج أجسام ضدية.

بصمة الإصبع الوراثية **Genetic Fingerprinting**

التقنية التي تستخدم الـ DNA الشخصية لتحديد الهوية الشخصية لهذا الشخص.

يمكن أخذ الـ DNA من أنسجة الجسم وتستخدم في تنضيد الذرية لأم وأب الطفل.

في الطب الشرعي، تؤخذ عينات الدم ... الخ الموجودة في مسرح الجريمة كدليل للإشارة إلى المشتبه به بالجريمة.

التقصي الوراثي **Genetic Screening**

الإجراء الذي يتم عبره فحص الأشخاص لتحديد ما إن كان تشكيل مورثاتهم يوحي بأنه يحمل مرضا أو حالة استثنائية.

إن أظهرت أن أحد ما يحمل مرضا مرتبطا وراثيا، فإن القرار بعدها يمكن أخذه في ما يتصل في مستقبل الطفل.

انظر فقرة: الاضطرابات المرتبطة بالجنس SEX-LINKED DIOSORDERS

علم الوراثة **Genetics**

دراسة الوراثة والتغيرات في الشخصيات والوسائل الخاصة به. سواء الخصائص الميزة التي تمر من الأب إلى نسله.

شرحت المظاهر التقليدية لهذا الموضوع من ماندل: وهو راهب نمساوي عاش في بداية القرن التاسع عشر.

الآن هناك فروع متعددة، منها: علم وراثة السكان وعلم الوراثة الجزئي.

تناسلي **Genital**

مصطلح يستعمل لوصف أي شيء يتعلق بالتناسل أو أعضاء الجهاز التناسلي.

أعضاء التناسل **Genitalia**

أعضاء الجهاز التناسلي للذكر أو الأنثى وغالبا يشير للأجزاء الخارجية فقط.

الطب البولي التناسلي **Genito-Urinary Medicine**

الفرع (من الطب) المتعلق بكل مظاهر الأمراض المنقولة بالجنس.

السبيل البولي التناسلي **Genito-Urinary Tract**

الأعضاء البولية والتناسلية وكل البنى المترافقة: الكلى والحالب والمثانة والإحليل وأعضاء التناسل.

مجين ـــ كتلة الخلقة **Genome**

تخزين المعلومات الوراثية الكلية الكرموزومات للكائن الحي، فعدد الكرموزومات تكون خصائص تلك النوع الجزئي.

نمط جيني **Genotype**

1ـ التكوين الوراثي للكائن البشري، التي تحدد الخصائص.

2ـ مجموعة الكائنات الحية التي تحوي بعض التكوينات الوراثية.

ركبة فحجاء **Genu Varum**

انظر فقرة: الساقان المقوسان (الأرجل الروحاء) BOWLEGS

طب الشيخوخة **Geriatrics**

الفرع من الطب الذي يتعامل مع تشخيص ومعالجة الأمراض والحالات التي تؤثر في الشخص الهَرِمْ (المسن).

الحصبة الألمانية **German Measles or Rubella**

مرض فيروس انتاني لافت للنظر، يحدث بشكل رئيسي في فترة الطفولة، خفيف في التأثير يحدث الانتشار خلال الاتصال المباشر مع الأشخاص المخموجين، وله فترة حضانة لأسبوعين أو ثلاثة.

تتضمن الأعراض: صداعا، وقشعريرة، والتهاب الحلق، وحمى خفيفة، هناك بعض التورم في العنق، وتظهر اندفاعات بعد الإصابة مباشرة من بقع وردية، أولا في الوجه و/ أو العنق وبشكل لاحق تنتشر على الجسم.

تختفي الاندفاعات خلال أسبوع تقريبا، لكن تبقى الحالة ضمن الخمج لثلاثة أو أربعة أيام أخرى. تُمنح المناعة عادة بسبب الانتان، بالرغم من أنه مرض لطيف إلّا إنه هام* جدا لأن الهجمة خلال مراحل الحمل المبكرة ربما تسبب شذوذات بالجنين.

لذلك يجب تحصين الفتيات حول عمر ال 12 سنة.

(* الأهمية هنا من ناحية خطورته على الحامل.)

جراثيم **Germs**

كائنات حية مجهرية، هذه المصطلح يستخدم وبشكل جـزئي للكائنـات الحيـة المجهريـة المُمرضة.

علم الشيخوخة **Gerontology**

الدراسة العلمية للشيخوخة والأمراض التي تؤثر على المُسن.

الحمل ـــ الحبل **Gestation**

مدة الفترة من تلقيح البيضة إلى الولادة (انظر أيضا فقرة: الحمل PREGNANCY)

دوار **Giddiness**

انظر فقرة: دوار ـ رنح VERTIGO

عملقة ـــ عرطلة **Gigantism or Giantism**

نمو مفرط للجسم، عادة كنتيجة لفرط انتاج هرمـون النمـو مـن الغـدة النخاميـة خـلال الطفولة أو المراهقة.

التهاب اللثة **Gingivitis**

التهاب في اللثة.

غدة **Gland**

عضو أو مجموعة من الخلايا تفرز مادة أو موادا محددة. مثال: هرمونات. تفـرز الغـدد الصماء مباشرة داخل الدم، بينما تفرز الغدد خارجيـة الإفـراز مـن إلى السـطح الظهـاري داخـل قناة. بعض الغدد تفرز سوائل، على سبيل المثال: الحليب من الغدد الثديية، اللعاب مـن الغـدة تحت اللسان.

الغدة الدرقية هي غدة صماء تفرز الهرمونات داخل مجرى الدم.

النظام الآخر للغدد، (الغدد اللمفية) توجد في كل مكان من الجسم مترافقة مع الأوعية اللمفية.

(انظر فقرة: اللمف LYMPH)

Glandular Fever or Infectious mononucleosis

حمى الغدد / أو وحيدات النوى الخمجي

مرض فيروسي انتاني (خمجي) سببه فيروس ايشيتين ـ بار. يسبب التهاب حلق وتوذم في العنق والعقد اللمفية (أيضا في الإبطين والإرب) والأعراض الأخرى: صداع وحمى وفقد في الشهية. قد يتضرر الكبد والطحال وربما يصبح كبيرا أو حتى يتمزق وبعدها تتطلب جراحة. يشخص المرض عبر العدد الكبير من الكريات وحيدة النوى في الدم، بالرغم من أن الاختلاطات تكون نادرة فإن الشفاء الكامل يحتاج لعدة أسابيع.

حشفة **Glans**

رأس القضيب، وتُغطى طبيعيا بالقلفة.

الزرق (الماء الأسود) **Glaucoma**

الحالة التي تسبب فقد في الرؤية بسبب الضغط العالي في العين، بالرغم من عدم وجود مرض مرافق في العين.

هناك أنماط متعددة من الزرق، التي تحدث بنسب مختلفة لكن كلها تتميز بالضغط العالي داخل مقلة العين (بسبب تقيد تدفق الخلط المائي) الذي يضر ألياف العصب في الشبكية والعصب البصري.

تتضمن المعالجة خفض الضغط مع قطرات وحبوب (لخفض إنتاج الخلط المائي) وقد تجرى الجراحة لإحداث مخرج آخر للخلط المائي.

سيلان مزمن **Gleet**

تفريغ عرضي للسيلان المزمن.

دبق/ دبق عصبي **Glia or Neuroglia or Glial Cells**

نسيج ضام في الجهاز العصبي المركزي، مكوّن من مجموعة الخلايا. تتقسم اللحمة العصبية الضخمة داخل الخلايا النجمية التي تطوق أوعية الدماغ الشعرية، وخلية الدبق العصبي الناقصة، التي تشكل أغمدة النخاعين.

تنجز اللحمة العصبية الضخمة أعمال تنظيف رئيسية، تُحدث الخلايا الدبقية في 11 إلى 15 مرة من عدد العصبونات في الجهاز العصبي.

غلوبين **Globin**

انظر فقرة: الهيموغلوبين HAEMOGLOBIN

غلوبولين **Globulin**

واحدة من مجموعة البروتينات الكروية الموجودة بشكل واسع في الحليب، والدم والبيض والنباتات.

له أربعة أنماط في مصل الدم: (g, b, a2, a1)

أنماط ألفا وبيتا هي حامل لبروتينات، كهيموغلوبين، وغاماغلوبين وتتضمن الغلوبولين المناعي الموجود في الاستجابة المناعية.

كبيبة ــــ كبة **Glomerulus**

انظر فقرة: الكلية KIDNEY // التهاب الكلية NEPHRITIS

مزمار ــ زردمة **Glottis**

1ــ الفتحة بين الحبال الصوتية

2ــ الجزء من الحنجرة الذي فيه انتاج الصوت.

Glucagon **غلوكوجين**

هرمون هام يحافظ على مستوى سكر دم الجسم، وتعمل بتضاد مع الأنسولين وتزيد مصدر سكر الدم خلال تقسيم الغلوكوجين إلى غلوكوز في الكبد.

ينتج الغلكوجين في جزر لانغرهانز عندما ينخفض مستوى سكر الدم.

Glucocorticosteroid

غلوكوكورتيكوسترؤيد (الغلوكوجين القشري الكظري)

انظر فقرة: القشري الكظري CORTICOSTEROID

Glue Ear or Secretony Otitis Media (*)

غراء الأذن أو التهاب الأذن الوسطى المصلي

شكل من التهاب الأذن، عموما عند الأطفال، وهي التهاب في الأذن الوسطى، وانتاج متواصل لسائل لاصق، يمكن أن يسبب الصمم ويترافق مع كبر الناميات.

في معالجة الحالة، ربما تزال (تستأصل) الناميات عبر إدخال عروة معدنية.

Gluteal **اليوي**

مصطلح يستعمل لوصف الإلتين أو العضلات المشكلة لهما.

Gluten Enteropathy **اعتلال الأمعاء الغلوتيني**

انظر فقرة: المرض البطني (الجوفي) COELIAC DISEASE

Gluteus or Glutaeus (pl. Glutei or Glutaei) **العضلة الإليوية**

واحدة من ثلاثة عضلات لكل إلية. العضلة الإليوية العليا تشكل الإلية وتَمدُ للفخذ، والعضلة الاليوية الوسطى والأليوية الدنيا تُبعد الفخذ (أي:

(*)(oto: بادئة معناها أذن otolaryngology).

تحريك الرجل بعيدا عن الجسم) بينما الأولى (سابقة الذكر) أيضا تديرها (تدويرها)

غليسيرول **Glycerol**

سائل لا لون له شفاف وطعمه حلو جدا، يستحصل عليه من الدهون.

غلوكوجين/ مكوّن سكر العنب أو نشا حيواني **Glycogen or Animal Starch**

سكريات (متعدد السكريد) تخزن بشكل رئيسي في الكبد. يعمل كمخزن للطاقة وتحرر عند الحلمهة.

انظر فقرة: غلوكوجين GLUCAGON

بروتين سكري **Glycoprotein**

انظر فقرة: إنترفيرون INTERFERON

بيلة سكرية، بيلة غلوكوزية **Glycosuria**

وجود السكر (الغلوكوز) في البول، والذي عادة بسبب الداء السكري.

دراق ـــ سلعة درقية **Goitre**

تورم في العنق سببه ضخامة الغدة الدرقية، حيث تحاول الغدة الدرقية ضبط عوز اليود في الغذاء المتناول الضروري لإنتاج الهرمون الدرقي بزيادة الإنتاج.

وبالتالي تصبح أكبر والنتيجة السلعة البسيطة أو المستوطنة.

تنتج الأنماط الأخرى بسبب فرط التصنع وأمراض المناعة الذاتية. مثال: عندما تُنتج الأضداد الموجهة للمستضدات الموجودة في الغدة الدرقية.

أملاح الذهب أو مركبات الذهب **Gold Salts or Gold Compound**

مركبات كيميائية تحوي الذهب تستعمل بكميات دقيقة جدا لعلاج التهاب المفاصل الرثواني.

تُعطى عبر الحقن العضلي، وبسبب التاثيرات الجانبية التي ربما تتضمن الإندفاعات الجلدية واضطراب الدم وقرحات الفم والتهاب الكليتين ــ لذلك ينبغي ضبط حذر جدا للجرعة.

Gonadotrophins or Gonadotrophic Hormone

منشط منسلي أو هرمون محرض القند

هرمون يفرز من الجزء الأمامي للغدة النخامية. هرمون حث الجريبات (FSH) وينتج عبر الذكور والإناث: كهرمون lufeinizing لوتنة، LH، (الهرمون المنبه للخلايا الخلالية، ICSH، في الذكور)، FSH يضبط بشكل مباشر أو غير مباشر. نمو البيضة والنطفة (الحيوان المنوي)، بينما LH/ ICSH يحث الفعالية التناسلية في الغدد.

المنسلان ــ غدتا التناسل **Gonads**

الأعضاء التناسلية، التي تنتج الخلايا التناسلية وبعض الهرمونات. في الذكور والأنثى المنسلان هما: الخصيتان والمبيضان على التوالي (انظر فقرة: المبيض OVARY)

السيلان (السيلان البني) **Gonorrhoea**

أكثر الأمراض الزهرية شيوعا، الذي ينتشر قبل أي شيء عبر الاتصالات الجنسية، وتنتقل العدوى خلال الاتصال الجنسي، مع وجود الانتان على الملابس والمناشف ...... الخ.

العامل المسبب: جرثومة النيسيرية البنية، وتؤثر على الغشاء المخاطي للمهبل أو الاحليل في الذكر.

تتطور الأعراض تقريبا بعد أسبوع واحد من الانتان وتتضمن الألم عند التبول مع نزول القيح. ربما يحدث الانتان للأعضاء المجاورة (الخصية

والبروستات عند الرجل، الرحم وأنابيب فالوب والمبايض عند النساء). وبقاء الانتان لفترة طويلة في الاحليل ربما يؤدي لتكوين نسيج متليف وثم تضيق. وربما تتأثر المفاصل.

ومن الاختلاطات اللاحقة: التهاب الشغاف (بطانة القلب) والتهاب المفصل (الرثية) والتهاب الملتحمة (رمد)، بحال وُلد طفل لامرأة تحمل المرض. تصبح عينا الطفل مخموجة، ومؤخرا تعتبر السبب الرئيسي للعمى (تدعى التهاب أعين الولدان).

المعالجة عادة فعّالة جدا من خلال إعطاء البنسلين، سولفوناميدس أو تتراسيكلين.

النقرس **Gout**

اضطراب سببه من زيادة حمض البول في مجرى الدم، الذي يترسب في المفاصل كأملاح الأسيد (بولات)، هذا يسبب التهاب المفاصل المتأثرة، والتهاب المفاصل النقرسي مؤلم مع أذية المفاصل، ربما تتضرر الكلية، مع تكوّن الحصى.

إن ترسب الأملاح (يدعى الراسب الرملي tophi) ربما يصل لمرحلة تمنع إلى حد ما استعمال المفاصل، وقد تكون الأيادي والأقدام مثبتة في موقع استثنائي.

معالجة النقرس عن طريق الأدوية التي تزيد طرح أملاح البول أو تخفف ترسباتها.

جريب غراف/ حويصل غراف **Graafian Follicle**

انظر فقرة: جريب ـ حويصل FOLLICLE

طعم ـــ رقعة ـــ غرز ـــ لقاح **Graft**

تحريك بعض النسج أو عضو من شخص ما لوضعه علاجيا أو زرعه داخل نفس الشخص أو شخص آخر، مثال: لاستخدام الطعم الجلدي يؤخذ جلد سليم من منطقة ما من الجسم لمعالجة جلد متضرر، وطعم الكلية (أو كلوي) أو (مطعوم) هو أخذ العضو من شخص ما (عادة المتوفى حديثا) إلى شخص آخر.

الآن هناك أنماط متعددة ملائمة من الطعوم منها: الجلد والعظم والقرنية والغضروف والأوعية الدموية والعصبية، وكل الأعضاء مثل الكلية والقلب والرئة.

تلوين غرام **Gram's Stain**

تقنية وضعت من (H.C.J. Gram)-وهو عالم جراثيم دانيماركي في عام 1884 ـــ وتستعمل عبر تلوين للتمييز بين بكتريا معينة. تتلون البكتريا في الشريحة المجهرية أولا مع صبغة البنفسجي واليود، وبعدها يُغسل برفق في الايثاتول حتى يزول اللون وثانيا يضاف صباغ أحمر.

تحفظ الجراثيم إيجابية الغرام الصباغ الأول ويظهر اللون البنفسجي عند فحصها تحت المجهر، بينما سلبية الغرام تشكل فقدا في الصباغ بسبب هيكلية جدران الخلية الجرثومية.

الصرع الكبير **Grand mal**

نوبة صرعية اختلاجية تتضمن تقلصات عضلية لا إرادية ونقصا في التنفس. وأخيرا جلد مزرق والشفتان (زرقاوان) خلال توتر الوجه (الحالة التوترية) وحركات اختلاجية تالية، وغالبا يعض اللسان ويفقد السيطرة على المثانة (الحالة الارتجاجية) وعند اليقظة ليس للمريض القدرة على تذكر الحادث.

خلية محببة **Granulocyte**

انظر فقرة: الكرية البيضاء LEUCOCYTE

حبيبوم ــ مرض حبيبي **Granuloma**

انظر فقرة: داء السهميات TOXOCARIASIS

داء غراف **Graves' disease**

اضطراب يشار إلى: فرط نشاط الغدة الدرقية (انظر فقرة فرط نشاط الدرق HYPERTHYROIDISM) وضخامة الغدة وجحوظ العينين.

سببها إنتاج أجسام ضدية ومن المحتمل أنه سبب ذاتي المناعة. (انظر فقرة: مرض ذاتي المناعة AUTOIMMUNE DISEASE)

يبدي المريض عموما زيادة استقلاب (لان هرمونات الدرق هي التي تتحكم باستقلاب الجسم)، وهياج عصبي، رعاش، فرط نشاط معدل سرعة القلب، عدم تحمّل الحرارة، ضعف تنفس، وهكذا......

المعالجة: ربما من واحد إلى ثلاثة مناهج متتالية: الأدوية لضبط الغدة الدرقية لإنتاج الهرمون، والجراحة لإزالة جزء من الغدة الدرقية، والمعالجة باليود المشع.

حامل ــ حبلى **Gravid**

كلمة تعني : حامل.

يكشط ــ يسحج **Graze**

انظر فقرة: كشط ـ سحج ABRASION

كسر الغصن النضر **Greenstick Fracture**

انظر فقرة: الكسر FRACTURE

المادة الرمادية **Grey Matter**

جزء من الجهاز العصبي المركزي، يشكل الجزء المركزي من النخاع الشوكي وقشرة المخ والطبقة الخارجية من المخيخ من الدماغ. إنها بنية ـ رمادية اللون وهي نقطة التنسيق بين أعصاب الجهاز العصبي المركزي.

إنها مكونة من: أجسام الخلية العصبية، وتشعبات عصبية، ومشابك، والخلايا الدبقية (التي تدعم الخلايا، انظر فقرة: GLIA الدبق العصبي) والأوعية الدموي.

غريزوفولفين **Griseofulvin**

انظر فقرة: سعفة ـ قوباء RINGWORM

الإرب ـــ المغبن **Groin**

المنطقة التي يتحد عندها البطن مع الفخذ.

حلقة مثبتة ـــ عروة معدنية **Grommet**

أنبوب صغير مع حافة بنهايته الأخرى، التي تدخل داخل طبلة الأذن لكي تسمح للسائل بالخروج من الأذن الوسطى.

يستعمل في معالجة التهاب الأذن الوسطى المصلي (غراء الأذن).

آلام النمو **Growing Pains**

آلام مشابهة للروماتيزم التي تحدث في المفاصل والعضلات عند الأطفال.

عادة غير هامة* وتحدث بسبب التعب أو الوقوف السيء الطويل لكن يجب التعامل معها بشكل أكثر جدي بحال المرض، مثال: مرض العظم أو الحمى الرثوية. * (الأهمية: غير خطيرة.)

Growth Hormone or Somatotrophin or FH

هرمون النمو أو هرمون انمائي

هرمون ينتج ويختزن بالجزء الأمامي من الغدة النخامية التي تتحكم في صناعة البروتـين في العضلات ونمو العظام الطويلة في الأرجل والأيدي. مستوياته المنخفضة تسـبب القزامـة عنـد الأطفال.

وفرط الانتاج يسبب العملقة عند الأطفال، وضخامة الأطراف عند اليافعين (المراهقين).

الغوانين **Guanine**

انظر فقرة: NUCLEOTIDE

المرئ **Gullet**

مصطلح آخر للمرئ.

اختيار كوتري **Guthrie Test**

انظر فقرة:

خلل أيضي وراثي (بيلة فينيل كتيونية) PHENYLKE TONORIA

علم أمراض النساء **Gynaecology**

فرع من الطب الذي يتعامـل مـع أمـراض النسـاء، خصوصـا المتعلقـة بـالجنس والعمـل التناسلي وأمراض الأعضاء التناسلية.

(انظر فقرة: الجهاز التناسلي REPRODUCTIVE SYSTEM)

H

الهيم **Haem**

مركب يحوي الحديد، يُركب الخضاب تُعرف ب بوفيرين، وهو الذي يمنح اللون (للدم)، إنها تتحد مع بروتين يدعى غلوبين في الدم لتشكيل الهيموغلوبين.

بادئة كلام تشير إلى أي شيء يخص الدم **Haem-**

ورم وعائي دموي **Haemangioma**

ورم حميد يصيب الأوعية الدموية، ربما تكون مرئية في الجلد كنوع من الشامة (الوصمة).

مثال: الورم الوعائي الدموي التوتي.

داء المفاصل الدموي **Haemarthrosis**

نزف ضمن المفصل، يسبب وذما وألما.

ربما يكون نتيجة لرض أو مرض أو أن يكون عرض للناعور.

قيء الدم **Haematemesis**

تقيؤ دم، ربما يأتي من أسباب مختلفة. من أهم الأسباب الشائعة: القرحات (إما معدي أو عجفي (الاثنا عشر)) أو التهاب المعدة، وخاصة عندما يكون سببه المخرشات أو السموم مثل: الكحول.

وأيضا قد يكون سببه ابتلاع الدم ومن ثم تقيؤه (كالرعاف).

مقويات الدم **Haematinic**

المادة التي تزيد كمية الهيموغلوبين في الدم. مثال: سلفات الحيد ثنائي التكافؤ غالبا توصف أدوية الهيموتنك خلال الحمل.

التجويف المدمى **Haematocoele**

تسرب الدم باتجاه جوف ــ يسبب توذم.

الورم الدموي عادة يتشكل نتيجة لرض يسبب تمزق الأوعية الدموية وتسرب الدم لجوف طبيعي في الجسم.

علم أمراض الدم **Haematology**

الدراسة العلمية للدم وأمراضه.

الورم الدموي **Haematoma**

تجمع للدم يشكل كدمة ثابتة منتجة، ربما يحدث بسبب الرض أو اضطرابات تخثر الدم أو إذا مرضت الأوعية الدموية.

بيلة دموية **Haematuria**

وجود الدم في البول، والذي أتى ربما من الكلى، أو الحالبين أو المثانة أو الإحليل.

وإنه يشير إلى وجود التهاب أو مرض مثل: الحصية في المثانة أو الكلية.

تحال دموي (ديال) **Haemodialysis**

استعمال الكلية الصناعية لإزالة النواتج الضارة من دم الشخص باستعمال مبدأ الديلزة.

وتنفذ عندما تفقد كليتا الشخص وظيفتهما، وتجرى العملية عبر تمرير الدم من الشريان لداخل "المديلز" من إحدى جهتي الغشاء نصف النفوذ.

من الجهة الأخرى للغشاء، محلول كهرلي مشابه للدم الموجود في الدوران، وهنا تعبر النواتج الضارة والماء عبر الغشاء نصف النفوذ إلى المحلول، وتبقى الخلايا والبروتينات داخل الدم.

الدم الناتج بعدها يعود إلى جسم المريض عبر الوريد.

هيموغلوبين (الخضاب) Haemoglobin

المادة التنفسية المُحتواة ضمن خلايا الـدم الحمـراء، التـي تحـوي الصباغ المسـؤول عـن اللون الأحمر للدم. إنها تتألف من هيم (الخضاب) وغلـوبين (بـروتين) وهـو مسـؤول عـن نقـل الأكسجين حول الجسم.

يُخذ الأكسجين في الرئتين عبر شرايين الدم وتنقل إلى الأنسجة حيث يُحرر.

تعيد الأوردة الدم إلى الرئتين لتكرر العملية.

انظر فقرة: اليحمور الاكسجيني/ اوكسي هيموغلوبين OXYHAEMOGLOBIN

اعتلال الهيموغلوبين Haemoglobinopathy

أي من الأمراض الوراثية التي تسبب شيئا شاذا (غير طبيعي) في تشكيل الهيموغلوبين.

مثال: التلاسميا وفقر الدم المنجلي.

بيلة خضابية Haemoglobinuria

وجود الخضاب في البول سببه تحطم خلايا الدم الحمراء، فتمنح اللون الأحمرالغـامق أو اللون البني.

ويمكن أيضا أن تسبب أحيانا من التمارين الشاقة أو بعد التعرض للبرد عند بعض النـاس ويمكن أيضا أن تتسبب عبر ابتلاع السموم مثـل الـزرنيخ، وهـي أيضـا عَـرَض لبعض الانتانات خصوصا البيلة السوداء.

انحلال Haemolysis

تحطم خلايا الدم الحمراء (الكريـات الحمـراء) وذلك إمـا مـن الالتهـاب أو التسـمم أو استجابة لأجسام ضدية

(انظر فقرة: الأجسام الضدية   ANTIBODIES)

انحلال الدم عند الولدان حديثا **Haemolytic Disease of the Newborn**

مرض خطير يصيب الأجنة والأطفال حديثي الولادة، ويميزه انحلال الدم الذي يقود إلى الأينميا واليرقان الشديد.

في الحالات الشديدة ربما يموت الجنين بسبب فشل القلب والوذمة (يصطلح: الاستسقاء الحملي). والسبب العام هو التنافر بين دم الأم ودم الجنين.

عموما الجنين له كريات دم حمراء مع (RH+) موجبة (أي تحوي عامل الريزيوس). (انظر فقرة: الزمر الدموية :BLOOD GROUPS).

بينما للأم هي (RH ـ) تنتج الأم أجساما ضدية لعامل الريزيوس (RH)الحادثة في دم الجنين وتمر إلى الجنين في الدوران المشيمي (السخدي) والتي تسبب انحلال الدم (كريات الدم الحمراء)

يقلل بشكل كبير نسبة حدوث المرض عن طريق إعطاء الأم ذات (RH ــ) حقنة ((Anti-D) الغلوبولين المناعي) بعد ولادة الطفل الأول (RH+)، هذا يمنع تشكيل الأجسام الضدية التي تؤذي الطفل اللاحق (التالي).

وتُعطى ايضا للأم (RH ـ) وبشكلٍ تالٍ للإجهاضات أو الإسقاطات.

الناعور **Haemophilia**

اضطراب وراثي لتخثر الدم بحيث يصبح تخثر الدم بطيئا جدا، إنه اضطراب مرتبط بالجنس، بالحالة المتنحية المحمولة على الصبغي X، لهذا السبب انها تظهر في الذكور، والإناث حاملات فقط.

هناك نمطان من الناعور: اعتبارا من نقص أي من عاملي التخثر في الدم.

الناعور(A) سببه نقص العامل الثامن VIII))، والناعور (B) سببه نقص العامل التاسع (IX) ويدعى عامل christmas. خطورة المرض تعتمد على فقد عامل التخثر بشكل أكبر من تواجده (حدوثه) في الدم.

أعـراض النـاعور: طـول مـدة النـزف مـن الجـروح وكـذلك ضـمن المفاصـل، والعضـلات والأنسجة الأخرى.

في الماضي: وجهة النظر للناعور (المعرفة) كانت بسيطة جدا مع فرص بقـاء قليلـة لحيـاة الشباب. الآن يمكن أن تعالج الحالة بإعطاء الحقن ونقل البلاسما التي تحوي عامل التخـثر، مـع العناية بالمريض، ويمكن للمصاب أن يأمل بحياة طبيعية أكثر من السابق.

تكون الدم **Haemopoiesis**

تشكل خلايا الدم (تحديدا الكريات الحمراء) والصفيحات، والذي يحدث في نقي العظـم عند اليافعين بينما يحدث ذلك في الكبد والطحال عند الأجنة.

نفث الدم **Haemoptysis**

انظر فقرة: النزف HAEMORRHAGE

النزف **Haemorrhage**

نزف ــ تدفق الدم ــ من تمزق وعاء دموي، والذي يحدث داخليا أو خارجيا.

A يضيف النزف وفقا لنوع الأوعية ويتضمن: شرياني ــ H ــ تـدفق دم أحمـر قـانئ في دفعات من الشريان، وريدي H-، تدفق ثابت غامق اللون من الوريد، شعري -L: نز دموي مـن الأوعية الشعرية الممزقة على سطح الجرح. بالإضافة لذلك ربمـا يكـون النـزف أوليـا "بـدئيا"، أي يحدث في دقيقة الأذية، ويصنف كرجعي عند حدوثه حدوثه خلال 24 ساعة من الأذيـة وينـتج من ارتفاع في ضغط الدم.

النزف الثانوي يحدث بعد أسبوع أو عشرة أيام نتيجة للإنتان (الخمج).

النزف من الشريان الرئيسي هو أكثر الأنواع خطورة بسبب أن كميات كبيرة من الدم تُفقد وبسرعة ويمكن حدوث الموت خلال دقائق.

إن النزف في أماكن محددة داخل الجسم يصنف عبر أسماء خاصة: مثال: البيلة الدموية (من الكلية أو مجرى البول)، ونفث الدم (من الرئتين) وقيء الدم (من المعدة).

باسور — Haemorrhoids or Piles

دوالي وأوردة ملتهبة حول النهاية السفلى للمعي، يتوضع في جدار الشرج.

وهي إما داخلية أو خارجية أو مختلطة (اعتمادا على ظهورها من الشرج).

عموما سببها الإمساك أو الإسهال، خصوصا عند متقدمي ومتوسطي العمر وربما تشتد بسبب نمط الحياة كالجلوس المديد وربما تحدث نتيجة ل الحمل.

أعراض الباسور هي النزف والألم، والمعالجة عبر إعطاء كريمات والحقن والتحاميل (انظر فقرة: التحميلة SUPPOSITORY).

يجب الانتباه على الحمية (لمعالجة الإمساك) وتعتبر التمارين المتناسقة هامة جدا، لكن بالحالات الشديدة ربما تكون الإزالة الجراحية ضرورية جدا (استئصال الباسور).

الإرقاء — Haemostasis

1ـ العملية الطبيعية لوقف النزف (انظر فقرة: النزف HAEMORRHAGE). منها تخثر الدم وتضيق الوعاء الدموي الممزق.

2ـ واحد من عدد من الإجراءات الجراحية الموضوعة لوقف النزف، مثل استعمال الأربطة والتخثر بالحرارة النافذة.

المواد المرقئة: توقف أو تمنع النزف مثال: فيتومينادون phytomenadone

انصباب الجنب المدمى **Haemothorax**

تسرب الدم ضمن تجويف الجنب للصدر، عادة نتيجة لرض.

شعر **Hair**

ناميات خيطية (أو خيطانية) من البشرة في الجلد، وهو ذوبنية ميتة تتألف من خلايا كرياتينية الجزء فوق الجلد له ثلاثة طبقات: البشرة الخارجية، والقشرة الحاوية الخضاب (الصباغ المانح للون)، واللب الداخلي.

جذر الشعرة يتوضع داخل الجلد ويتسع ليشكل البصلة، التي تحتوي خلايا مقسمة تندفع باستمرار للأعلى، موجودة ضمن بنية أنبوبية تسمى بـ: (تجويف الشعرة).

ترتبط العضلة الناصبة للشعر الصغيرة بتجويف الشعرة في الأدمة ضمن الجلد، وهي تؤثر في انتاصب الشعرة.

انظر أيضا فقرة: هر الشعر TRICHORRHOEA

بخر الفم (النَفَس الكريه) **Halitosis**

الحالة التي يمتلك بها الشخص نفسا ذا رائحة كريهة، والتي تظهر لعدة أسباب منها: نوع الطعام المتناول حديثا، والإصابات السنية، أو إنتان البلعوم، والأنف والرئتين.

هلوسة **Hallucination**

إدراك خاطئ (زائف) لشيء ما غير موجود أصلا، وربما يكون حسّ للضوء والسمع والشم والذوق واللمس.

وربما سببه مرض نفسي، مثال: انفصال الشخصية (شيزوفرينيا) ـ أو أذية دماغية، وربما بسبب أدوية معينة.

وربما تكون عرضا للحمى والحرمان ـ مثل: نقص في النوم.

مهلس/ عقار مهلس **Hallucinogen**

مادة أو دواء تسبب هلوسات مثال: مسكالين mescaline وحمض الليسيرجيك ثنائي دي اتيل lysergic acid dicthlamide

هالوبيريدول **Haloperidol**

انظر فقرة: مهدئ ـ مسكن TRANQUILLIZER

الأبخس المطرقي ـــ القفع **Hammer Toe**

انظر فقرة: مسمار ـ ثفن CORN

عرقوب ـــ وتر مأبضي **Hamstring**

واحد من أربعة أوتار خلف الركبة، يتصل بعضلات العرقوب ويرتكز إلى الظنبوب والشظية. عضلات العرقوب مسؤولة عن ثني مفصل الركبة.

يد **Hand**

طرف الذراع العلوي وتحت الرسغ، تحوي بنية معقدة بشكل كبير، والإبهام يكون فيها معاكسا "للأصابع" وهي حالة فريدة عند الكائنات البشرية.

تطور اليد البشرية بشكل كبير في ما يخص البنية، والمصدر العصبي، والعمل، والاتصالات مع منطقة كبيرة من سطح الدماغ.

إنها مؤهلة على إنجاز أعمال متنوعة بدرجة عالية من الدقة.

بوجود أذية دماغية وشلل تفقد اليد عملها بشكل أكبر من حركات الرجل والوجه.

البنية الهيكلية لليد تتألف من ثمانية عظام رسغية صغيرة في الرسغ. (انظر فقرة: عظام الرسغ CARPUS)، خمسة عظام لمشط اليد في منطقة راحة اليد، وثلاث سلاميات في كل إصبع.

أحادي الصبغيات **Haploid**

وصف نواة الخلية أو الكائن المجهري والذي له نصف العدد الطبيعي من الصبغيات مع الخلايا التناسلية، وهي هامة للتلقيح، ويتم التأكد انه بعدها قد أعيدت الصيغة إلى الثنائية.

شق الشفة/ فلح **Hare Lip**

تشوه تطوري خلقي يسبب شق في الشفة العلوية. سببه فشل في التحام ثلاثة كتل من النسيج الجينية، وغالبا يترافق مع شق قبة الحنك وحاليا يصحح وبشكل روتيني عبر الجراحة.

محلول هارتمان **Hartmann's Solution**

محلول من الأملاح، يُعطى لتعويض فقد السوائل في حالات من التجفاف، وزيادة حموضة الدم، وبعد النزف ــ عند الانتظار لتحري توافق الدم (بين الواهب والمتلقي) ليتم نقل الدم-

قناة هافرسن **Haversian Canal**

واحدة من القنوات الصغيرة المتعددة أو أنابيب اسطوانية، التي تمر ضمن العظم الأحمر (الطبقة الخارجية من العظام) وتحوي الأوعية الدموية والأعصاب. يشكلون جزء من نظام هافرسن، المؤلف من أقنية محاطة بطبقات متعاقبة متحدة المركز من صفيحات عظمية في العظم الأصم (صفيحات رقيقة) والفجوات (فراغات) التي تعتبر مسكن الخلايا العظمية.

ذلك يشكل الوحدات الاسطوانية للعظم الأصم، والفجوات مرتبطة بأقنية صغيرة تدعى قنيات.

حمى القش **Hay Fever**

رد فعل تحسسي لغبار الطلع:

مثل الغبار من الأعشاب، والأشجار، ونباتات أخرى كثيرة، ولها تـأثيرات شخصـية متعـددة الأغراض

الأعـراض هـي: انسـداد وسـيلان الأنـف، عطـاس، وعيـون دامعـة، وذلـك بسـبب تحـرر الهيستامين. تتم المعالجة عبر الأدوية من مضادات الهيستامين، وإذا تم حدوث التحسس، فربما تكون مضادات التحسس ناجحة.

هـذه المعالجـة تتضـمن الحقـن أو تعـريض الشـخص للجرعـات المراقبـة وتـزاد بشـكل تدريجي من المادة المحسسة حتى يتم بناء الأجسام الضدية.

اتش ــــ سي ــــ جي **HCG**

انظر فقرة: CHORIONIC GONADOTROPHIC HORMONE

الهرمون المشيمي المحرض للأقناد

HUMAN CHORIONIC GONADOTROPHIN

منشط الأقناد المشيمي البشري

صداع **Headache**

شعور بالألم داخل الرأس، يُعتقد سببه توسـع الشرايـين داخـل القحـف أو ضـغط فـيهم. السبب الشائع: الشدة، أو التعب، أو حموي مرافق للإنتان مثل الزكـام، وفـرط العمـل الشـديد متضمنا العيون، وعسر الهضم، والأمراض الرثوية، وضغط الدم العالي وتبولن الدم.

ربما يشير الصداع لمرض أو لاضطراب في الدماغ، مثال: الانتـان كالتهـاب السـحايا، ورم أو أم دم.

وأيضا ربما يكون نتيجة للرض والارتجاج.

فقد السمع **Hearing loss**

انظر فقرة: الصمم DEAFNESS

القلب **Heart**

عضو عضلي مجوف يعمل كمضخة وهو مسؤول عن الدورة الدموية.

للقلب شكل المخروط، مع رأسه باتجاه الأسفل، وهو متوضع بين الرئتين، بالتحديد إلى اليسار من الخط المتوسط وينتئ للأمام ويتوضع تحت الضلع الخامس.

الجدار يتألف من العضلة القلبية بشكل رئيسي، تبطن بغشاء من الداخل هو الشغاف. والغشاء الخارجي يُعرف بالتأمور يحيط بالقلب.

يقسم القلب بحاجز لنصفين أيمن وأيسر، وفي كل منها حجرة عُليا، تُعرف بالأذينة، والحجرة السفلى تدعى البطين، وفيه أربعة صمامات تتحكم في اتجاه تدفق الدم. تُضغط عند كل مخرج: الأبهري، والرئوي، ومثلث الشرف، والتاجي (ذو شرفتين). وهذه الصمامات تمنع العود الخلفي عند دفع الدم بقوة من حجرة إلى الحجرة الثانية.

نوبة قلبية **Heart Attack**

انظر فقرة: الاحتشاء العضلي القلبي MYOCARDIAL INFARCTION

حصر القلب **Heart Block**

حالة تصف الفشل في توصيل النبضات الكهربائية من ناظمة القلب الطبيعية (العقدة الجيبية الأذينية) خلال القلب. الذي قد يقود لبطئ في عملية الضخ. ولها ثلاثة انماط:

1ـ الدرجة الأولى لحصر القلب (جزيء أو غير تام) هذا يؤخر الإيصال بين الأذينات والبطينات (انظر فقرة: الأذينة ATRIUM) لكنها لا تسبب البطء.

2ـ الدرجة الثانية لحصر القلب، هناك بطء متقطع والسبب إنه تصل كل النبضات بين الأذينات والبطينات.

3ـ في الدرجة الثالثة (أو التام) لحصر القلب: لا يوجد فيها اتصالات كهربائية، ضربات القلب بطيئة، والضربات البطينية في حقيقتها نظمية بطيئة، هذا يسبب فقدان الوعي ويمكن أن يقود إلى فشل القلب.

إن حصر القلب أكثر شيوعا في الناس المتقدمين بالعمر حيث حدثت لديهم تغيرات تنكسية.

وربما يكون خلقيا أو ربما ينتج من أشكال أخرى من أمراض القلب، مثل التهاب العضلة القلبية، والخثار الاكليلي، والاعتلال القلبي العضلي، ومرض الصمام.

ـ المعالجة للدرجة الثانية والثالثة من حصر القلب تتضمن استعمال ناظم القلب الصناعي.

حرقة الفؤاد/ حزقة   Heartburn

ألم حارق أوشعور غير مريح في منطقة القلب وغالبا ترتفع إلى الحلق.

سببها القلس (تجشؤ) لمحتويات المعدة، والحرق سببه الحمض الآتي من العصارة المعدية أو من أمراض المرئ (انتانات المري)، وتلطف الحالة عبر أخذ مضادات الحموضة، أو مواد قلوية مثل بيكربونات الصوديوم.

قصور القلب   Heart Failure

عجز القلب عن دعم دوران فعّال للدم. هو عادة نتيجة لضعف في العضلة القلبية، أو عدم كفاية الفعالية النظمية للقلب (انظر فقرة: العقدة الجيبية الأذينية SINOATRIAL NODE)

إن قصور القلب الحاد يحدث وبشكل أكثر تكرارا بسبب الخثار الاكليلي.

قصور القلب المزمن هو حالة تخرب تدريجي وهو ثانوي لأمراض أخرى: مثل التصلب العصيدي أو الحالات التنفسية مثل انتفاخ الرئة والتهاب القصبات.

الإفلاس الحراري **Heat exhaustion**

الإفلاس هو الوهط، نتيجة لفرط تحمية الجسم وفقد السوائل ـ غير المألوف التالي، أو التعرض الطويل للحرارة المفرطة.

إنه أكثر شيوعا في المناخات الحارة، وتنتج من التعرق المفرط، تقود إلى فقد السوائل والأملاح واضطراب التوازن الكهرلي في سوائل الجسم.

في السوائل الأكثر لطفا: فيه وهط حراري، فشل ضغط الدم ومعدل النبض، مترافقة بالتعب والشعور بالرأس الخفيف، وربما تشنجات عضلية.

تتضمن المعالجة أخذ محلول، عبر الفم أو يُعطى وريديا.

ويجب تجنب التأقلم التدريجي للحرارة، خصوصا إن كان العمل الفيزيائي قاسي التنفيذ.

طفح حراري **Heat Rash**

انظر فقرة: الحرارة الواخزة PRICKLY HEAT

صدمة الحرارة **Heat Stroke**

Or Heat hyperpyrexia

حالة شديدة تالية لتعرض الجسم لكمية كبيرة من الحرارة، تتميز بارتفاع درجة الحرارة وفشل التعرق وتنظيم الحرارة. فيه فقد للوعي يتبعه سبات وموت: والذي يُمكن حدوثه بسرعة ـ لذا يجب تبريد الجسم بالاسفنج المبلل وإعطاء المحاليل الملحية عبر الفم أو الوريد.

العقب (للقدم) **Heel**

الجزء من القدم خلف مفصل الكاحل، المشكل من عظم العقب.

مناورة هيمليش **Heimlich's manoeuvre**

إجراء لإزالة جسم أجنبي سد الحنجرة وسبب الاختناق.

يقوم الشخص بإجرائها عن طريق إحاطة الشخص من الخلف بيده/ أو بيدها.

تُصنع الإحاطة* (الإجراء السابق) بوضع يد واحدة فوق سرة المريض قليلا وتحت الأضلاع، وباليد الأخرى الحرة يشد بقوة على البطن مع دفع للأعلى سريع، ويحتاج لإعادته عدة مرات، ونتيجة لذلك تقذف القطعة إلى أو عبر فم المريض. (* الشخص الذي يقوم بالعمل يقف من الخلف.)

فالج/ شلل شقي **Hemiplegia**

انظر فقرة: الشلل PARALYSIS

عروة هانل **Henle's loop**

انظر فقرة: الكلية KIDNEY

هيبارين **Heparin**

مادة مضادة للتخثر تتواجد بشكل طبيعي في الجسم وتنتج من الكبد وبعض كريات الدم البيضاء وفي بعض المواقع الأخرى.

تعمل عن طريق تثبيط وتعديل عمل أنزيم الترومبين (انظر فقرة: تخثر الدم BLOOD COAGULATION) وهو عديد سكاريد (كاربوهيدرايت) ويحوي مجموعات أمين والكبريت. يستعمل طبيا لمنع تخثر الدم في مرض الخثار وايضا في جمع الدم من أجل العينات (نقل الدم).

استئصال الكبد **Hepatectomy**

إزالة جراحية لكامل أو لجزء من الكبد.

كبدي **Hepatic**

مصطلح يستعمل لوصف الكبد مثال: الوريد الكبدي: الذي يُمرر الدم من الكبد إلى الوريد الأجوف السفلي.

التهاب الكبد Hepatitis

التهاب الكبد نتيجة لوجود مادة سامة، أو خمج بسبب الفيروسات.

التهاب الكبد الحاد يسبب ألما بطنيا، ويرقانا، وحكة، وغثيانا وحرارة.

التهاب الكبد المزمن له هامش أعراض مماثلة والتي يمكن أن تستمر لسنوات وتقود أحيانا لتشمع الكبد.

إن تناول الكحول يعد سببا شائعا لالتهاب الكبد، الذي لا يمكن أن يحدث كتأثير جانبي لعدد من العلاجات الدوائية أوبسبب الجرعات المفرطة.

ـ عدد من الأخماج الفيروسية يُمكن أن تسبب التهاب كبد مثل: HIV فيروس الإيدز، وحمى الغدد.

لكن أنواع الفيروسات المسماة كبدية هي: E/ D/ C/ B/ A

التهاب الكبد (A): يسبب التهاب كبدوبائي وينتقل عن طريق تناول الطعام الذي يلامسه الأشخاص الذين لديهم الفيروس. وهو شائع في حالات تدني الحالة الصحية العامة.

التهاب الكبد (E) يعمل بطريقة مشابهة. وكلاهما يسبب أعراضا مثل: الحمى واليرقان والمرض[*].

الشفاء عادة تام حتى ولو كانت الأعراض حادة. ويمنح المناعة منه لهجمات مستقبلية.

ـ التهاب الكبد المصلي يسببه فيروس (D-C-B). طريقة العدوى: تنقل عبر الدم ومشتقات الدم. يعتبر التهاب الكبد المصلي أكثر شيوعا مع الأُبر المخموجة التي تستعمل بين مدمني الأدوية (متعاطي المخدرات) ربما يحدث

---

[*] (حالة المرض أو الوهن العام (هو المقصود به).

الخمج عبر أُبر الوشم، وأيضا عبر الاتصال الجنسي مع شخص مصاب. معدل الوفاة بين 5-20٪ ولكن العديد من المرضى يصنعون شفاء تدريجيا من المرض، الذي يتميز بحرارة وقشعرية ووهن وصداع ويرقان..

كل تلك الفيروسات قد تتواجد بالدم لفترة طويلة، وإذا كان الفيروس (B) موجودا في الدم تُعرف الحالة التهاب الكبد نمط (B) المزمن.

ورم كبدي **Hepatoma**

ورم خبيث يصيب الكبد، وهو نادر في البلاد الغربية عدا المصابين بالتشمع. إنه شائع في أجزاء من الشرق الأقصى وأفريقيا، والسبب المشتبه به هو الافلاتوكسين، أو السم الناتج من الفطور الذي يلوث الحبوب والفول المخزن.

غالبا ينتج السرطان ألفا فيتوبروتيز Alpha fetoprotein وهو وقابل للكشف في الدم وهو مؤشر على وجود الخباثة (الورم الخبيث).

وراثة **Heredity**

مبدأ يدل على استمرارية كل الميزات الجسمانية من الأبوين لذريتهم.

(انظر فقرة: علم الوراثة Genetics).

خنثى **Hermaphrodite**

شخصية تملك كل الأعضاء الجنسية للذكر والأنثى معا، فيها خلايا خصيوية ومبيضة، موجودة في المناسل (منسل وخنثي).

هذه الحالة نادرة جدا والشخصية غالبا عقيمة، تُظهر خصائص جنسية ثانوية.

فتق **Hernia**

(نتوء) بروز ــ لجزء أول أو لكل العضو ــ خارجا عن موقعه الطبيعي داخل جوف الجسم.

أكثرها شيوعا، الفتق الحاوي جزءا من المعاء.

ـ الفتق الخلقي يُحدث أثناء الـولادة، هـو فتـق شـائع بحيـث يكـون الفتق السري في الأعضاء البطنية بحيث ينتئ (يبرز) إلى منطقة الحبل السري، وهو سبب الفشـل خـلال التطور الحملي (الجنيني)، ويمكن أن يصحح عن طريق الجراحة.

ـ يحدث الفتـق المكتسـب بعـد الـولادة، المثـال الشـائع هـو الفتـق الاربي، في جـزء مـن الأمعاء، بحيث ينتأ خلال الجزء الضعيف من جدار البطن (المعروفة بالقناة الاربية).

ـ النوع الشـائع الآخـر هو الفتـق الحجابي، تمر فيـه المعدة عبر الفرجـة الحجابيـة (هـي الفتحة التي تسمح بمرور المري) من البطن من الجوف الصدري.

ـ الفتق الردود قابل للحركة بحرية ويمكن أن يُرجع ـ عـبر المعالجـة البـارعة ـ ضمـن مكانه الملائم.

ـ الفتق اللاردود: هو وصف للحالة المعاكسة.

ـ الفتق المحصور: الفتق الذي يصبح متورما وثابتا في مكانه.

ـ الفتق المسدود: هو فتق يحوي الأمعاء. محتوياته (حجم) الفتق تجعله غير قادر على الامرار أكثر من ذلك، لذلك فهي متوقفة ومسدودة.

ـ الموقع الأكثر خطورة هو الفتق المختنق: فيه تتوقف التغذية الدمويـة بسـبب التبـارز نفسه. فيصبح مؤلما وتحدث الغنغرينا ويتطلب جراحة فورية.

الفعالية الفيزيائية العنيفة يمكن أن تؤدي للإصابة بالعنق والتي عادة تتطور تدريجيا.

بالرغم من أن الاجراءات قصيرة الأجل المستخدمة لضبط الفتق أو لإنقاص حجمه، إلا أن المعالجة الاعتيادية جراحية لإعادته وحفظ التبارز في مكانه المناسب.

رأب الفتق ــ تقويم الفتق   Hernioplasty

العملية الجراحية لإصلاح الفتق.

الهيروئين   Heroin or Dimorphine Hydrochloride

بودرة بللورية بيضاء مشتقة من المورفين.

هو مخدر فعّال جدا، لكنه يسبب الإدمان بدرجة عالية، وخطر.

حلأ ــ عقبول   Herpes

التهاب خمجي للجلد والغشاء المخاطي، يتميز بتطور النفطة الصغيرة ويسبب عبر عدد من فيروسات الحلأ المختلف.

ــ فيروس الحلأ البسيط نمط (I) و(II) هي سبب القرحات الباردة التي تصيب عادة الشفاه والفم والوجه.

عادة يُكتسب الفيروس في مرحلة الطفولة و ــ عندما يتواجد ــ يستمر مدى الحياة. وربما ينحصر من غير أن يُحدث أي أعراض. ويميل للفوعة من وقت لآخر محدثا القرحات الباردة.

ــ الحلأ البسيط هو أيضا سبب الحلا التناسلي، وتؤثر البثرات في المنطقة التناسلية.

ــ الحلأ النطاقي أو shingles سببه الفيروس المسبب (جدري الماء (الحماق)) عند الطفل. يؤثر الفيروس في مسار العصب ويسبب ألما صعبا وبثرات مُصفرة صغيرة في الجلد.

المناطق المتأثرة غالبا هي: البطن والظهر والوجه والصدر.

بالرغم من أن خمود المرض بعد حوالي ثلاثة أسابيع، والبثرات تشكل قشور وتتساقط، لكن يمكن أن يستمر الألم لأشهر. هذا يُعرف بـ الألم العصبي بعد العقبولي.

والأدوية المخففة للألم مطلوبة للمساعدة في تلطيف الحالة.

الفيروسات الحلئية الأخرى هي: الحمة مضخمة الخلايا، وفيروس ايشتاين ــ بار.

الفتق الحجابي   Hiatus Hernia

انظر فقرة: الفتق HERNIA

الدماغ البيني   Hindbrain

الجزء من الدماغ الذي يتألف من البصلة السيسائية والجسر والمخيخ.

الورك ــ مفصل الفخذ   Hip

المنطقة بالجهة الأخرى من الجسم التي يتمفصل بها عظم الفخذ مع الحوض.

حزام الورك   Hip girdle

انظر فقرة: حزام حوضي PELVIC GIRDLE

مفصل الورك   Hip joint

مفصل ((كرة ــ تجويف (فرضة)) مؤلف من الفخذ الذي يرتاح داخل جوف عميق يشبه الفنجان (التجويف الحرقفي) في عظم الورك.

عظم الورك (أو العظم اللااسمي).

وهو مؤلف من ثلاثة عظام ملتحمة: عظم العانة، وعظم الورك، والعظم الحرقفي.

الشعرانية، الزبب (في النساء خاصة)   Hirsutism

نمو الشعر الغامق والخشن في جسم الأنثى، في الوجه والصدر والبطن وأعلى الظهر.

وهو أيضا بسبب الحساسية الأكبر لجريبات الشعر للمستوى الطبيعي للهرمونات الذكرية (اندروجين). وتسبب بانتاج أكثر من نوع ذكري، أو ربما يكون هناك انتاج زائد للأدروجين المسؤول عن نمو الشعر.

ربما سبب الحالة اضطراب اساسي: مثل الورم الكظري، لكن هناك اختلاف طبيعي كبير في كمية شعر الجسم الموجودة في الأشخاص وبين الإناث لسلالات مختلفة.

هيستامين **Histamine**

مادة، تُؤخذ من الهيستيدين الحمض الأميني.

موجود بشكل كبير في أنسجة الجسم، وهو مسؤول عن توسيع الأوعية الدموية (الشريانات والأوعية الدموية)، وتقلص العضلات الملساء، بما فيها تلك التي في قصبات الرئتين.

يتحرر الهيستامين بكميات كبيرة في حالات التحسس (الالرجية) وفرط الحساسية (انظر أيضا فقرة: الاستهداف ـ الالرجية ALLERGY).

هيستيدين **Histidine**

انظر فقرة: الحمض الأميني الأساسي ESSENTIAL AMION ACID

وهيستامين and HISTAMINE

متوافق النسج **Histocompatible**

انظر فقرة: مولد الضد (مستضد) HLA ANTIGENS HLA

علم النسج **Histology**

دراسة علمية للنسج، تتضمن بعض التقنيات كالمجهر الالكتروني والضوئي، واستعمال الأصبغة والتلوين.

فيروس الايدز **HIV**

فيروس عوز المناعة البشري المسؤول عن حالة تدعى الإيدز.

يـؤثر الفـيروس ويحطـم زمـره للخلايـا اللمفاويـة (اللمفاويـات T-)، وهـي الجـزء مـن الدفاعات الطبيعية للجسم (جهاز المناعة).

الشرى **Hives**

اسم شائع للشرى، أو طفح القرّاص.

مولدات ضدHLA **HLAantigens**

إنها مولدات ضد الكريات البيضـاء البشريـة، وهنـاك أربعـة مورثـات مسـؤولة عـن انتاجهـا (D,C,B,A) التي تتوضع على الصبغي I، التي تؤلف نظام HLA

مورثة واحدة أو مجموعات مورثات، هي مورثة من كل أب وتنـتج مولـدات ضـد HLA على سطح الخلايا في الجسم.

مولدات الضد هذه هي وسائل النظام المناعي الذي يعرف (ذاتي) ويـرفض (غـير الـذاتي) وهي هامة جدا في زراعة العضو.

الصنو القرب لنظام HLAS بين المانح والمتلقي يُعطي الفرص الأكبر للنجاح (لنجاح زراعة العضو). وإذا تشاطرت شخصيتان في التماثل في أنماط HLA فإنها توصف بالتوافق النسيجي.

داء هودجكن **Hodgkin's disease**

مرض خبيث غير معروف السبب يصيب الجهاز اللمفاوي، يوصف بكـبر يـزداد تـدريجيا للغدد اللمفية والعقد اللمفية في الجسم.

الأعراض المرافقة: فقد في الوزن، والتعرق، وفقر دم، ونمط مميز للحمى (تعرف بـ حـرارة بيل ـ ايبشتاين) وبالتالي يصبح الشخص أضعف بشكل تدريجي وربما تصل الغدد لحجـم كبـير جدا.

الحالة العامة للمريض جيدة، خصوصا إذا اكتشف المرض باكرا.

شمولي (متعلق بالكمالية) **Holistic**

تشير إلى الكمال، تقترب الكمالية من رعاية المريض وليست مرتكزة فقط على المرض أو الحالة الفيزيائية، وتأخذ ملاحظة كل العوامل في حياة ذلك المريض.

المعالجة المِثلية **Homoeopathy or Homeopathy**

نظام ضمن الطب ابتكر من قِبل صموئيل هاهينمان (1755-1843) وهو جزء من الطب البديل في المملكة المتحدة.

وهو يرتكز على مقدمة هي("like Cures Like"، المثل يشفي المثل) ويعطى المريض كميات دقيقة من الدواء التي تستطيع ـ في هؤلاء المرضى ـــ انتاج أعراض المرض أو معالجة العلة.

متماثل الزيجبية **Homozygous**

انظر فقرة: التلاسيميا (فقر الدم البحري) THALASSAMIA

هرمون **Hormone**

مادة كيميائية تنتج طبيعيا من الجسم وتعمل كـ (رسول).

ينتج الهرمون عبر خلايا أو غدد في جزء واحد من الجسم وتمرر عبر مجرى الدم.

وعندما تصل إلى موقع محدد آخر ـ انه "العضو الهدف" ـ انها تسبب رد فعل هناك ـ تفيد بنية أو عمل الخلايا ـ ربما هي سبب في تحرر هرمون آخر.

تفرز الهرمونات عبر الغدد الصماء والأمثلة: الهرمونات الجنسية مثال: التيستيسترون يفرز عبر الخصيتان (انظر فيرة الخصية TESTICLE)، وايستروديل وبرجسترون، تفرز عبر المبايض (انظر فقرة: المبيض OVARY).

هرمون المعالجة المعوضة **Hormone Replacement Therpy (HRT)**

انظر فقرة: انقطاع الطمث/ الإياس MENOPAUSE

التهاب الجراب **Housemaid's Knee or Bursitis**

حالة مؤلمة تنتج عن توذم الجراب (كيس ليفي مملوء بالسائل) في مقدم غطاء الركبة (الداغصة).

هرمون**HRT** **HRT**

انظر فقرة: انقطاع الطمث ـ الإياس MENOPAUSE

منشط الأقناد المشيمي البشري **Human chorionic gonadotrophin (HCG)**

هرمون يفرز من المشيمة خلال الحمل ومبكرا منه، تحت التأثير ينتج الجسم الأصفر للمبيض الاستروجين والبروجسترون والريلاكسين، وهي أساسية للمحافظة على الحمل. يمكن اكتشاف الحمل باكرا عند حدوثه، عبر إجراء اختبار مخبري لتحري وجود (HCG) في البول.

انظر أيضا فقرة:

(الهرمون المشيمي المحرض للأقناد CHORIONICGONADOTROPHIC ORMONE).

Human T-cell lymphocytotrophic Virus (HTLV)

الفيروس منمي اللمفاويات التائية البشرية

(HTLV) واحد من مجموعة من الفيروسات منها الفيروس HIV الذي يسبب فيروس الإيدز، و(HTLV⊠) المسؤول عن الأورام اللمفاوية.

عظم العضد **Humerus**

هو العظم أعلى الساعد الذي يتمفصل مع لوح الكتف (عظم الكتف) ومع الحزام الصدري وعظم الزند والكعبرة (على الكوع).

Humour

خلط ـــ سائل بدني

سائل طبيعي في الجسم، الأمثلة المعروفة الأفضل هي الخلط المائي والخلط الزجاجي في العين.

Huntington's chorea

داء رقص هونتنكتون

انظر فقرة: داء الرقص CHOREA

Hyaline membrane disease

داء الغشاء الزجاجي

متلازمة ضيق التنفس

انظر فقرة: RESPIRATORY DISTRESS SYNDROME

Hydrocephalus or water on the Brain

استسقاء الرأس أو ماء في الدماغ

تجمع غير طبيعي للسائل الدماغي الشوكي داخل الجمجمة الذي يسبب ـــ في الرضع والأطفال ـــ زيادة كبيرة في حجم الرأس.

استسقاء الرأس يتسبب أيضا من الانتاج المفرط للسائل أو من عيب في آلية إعادة امتصاص أو انسداد في الدوران.

السبب ربما يكون خلقيا وانه غالبا يرافق الشوكة المشقوقة في الرضع، أو انتاني (التهاب السحايا)، أو وجود ورم.

استسقاء الرأس يسبب ضغطا في الدماغ، مع نعاس (خمول)، وتهيج، وعقل دون السوي في الأطفال.

تتضمن المعالجة: الجراحة وذلك لتوجيه السائل، ولكن ليست دائما ناجحة.

حوالي 50 ٪ من الأطفال ربما ينجون إذا توقفت تقدم الحالة. وثلث هؤلاء يستمتعون بحياة طبيعية مع عدم وجود أو وجود وبشكل قليل للضعف العقلي أو الفيزيائي.

هيدروكورتيزون **Hydrocortisone**

هرمون قشراني سكري ستيروئيدي ينتج ويفرز عبر قشر الغدد الكظرية (الستيروئيدات القشرية). انه قريب جدا للكورتيزون، يفرز عند الشدة ويلعب دوراً هام في استقلاب السكريات.

طبيا عدد من الاستعمالات، خصوصا في معالجة داء أديسون، والحالات الالتهابية، والالرجية، والروماتيزمية مثال: الاكزيما والتهاب المفاصل الرثواني.

يتواجد الهيدروكوتيزون في المراهم والكريمات أو يُعطى عبر الفم أو الحقن وذلك يعتمد على الحالة التي هي تحت المعالجة.

ربما يسبب الاستعمال المديد تأثيرات جانبية، تتضمن القرحة الهضمية، وإعاقة النمو عند الأطفال، ومتلازمة كوشينك وأذية للأنسجة العضلية والعظمية.

الكلب /رهاب الماء **Hydrophobia**

انظر فقرة: الكَلَب ـ السُعار RABIES

استسقاء الأجنة **Hydrops foetalis**

انظر فقرة: انحلال الدم عند الولدان حديثا HAEMOLYTIC DISEASE of THE NEWBORN

هيدروكسي كوبالامين **Hydroxocobalamin**

مادة تحوي الكوبالت (كوبالامين) تستعمل في معالجة عوز فيتامين ب12، مثل انحلال الدم الخبيث (المييت)

غشاء البكارة ـــ البكارة **Hymen**

غشاء رقيق يُغطي النهاية السفلى من المهبل عند المولد الذي يتمزق ليسمح ببعض التمدد قبل أن تصل الفتاة إلى سن البلوغ.

فرط أدرينالين الدم **Hyperadrenalism**

هي الحالة التي تكون فيها الغدد الكظرية مفرطة النشاط، وتسبب أعراضا متلازمة كوشينك.

فرط التألم/ فرط الحس بالألم **Hyperalgesia**

الحساسية الشديدة للألم.

فرط التقيؤ **Hyperemesis**

تقيؤ بشكل مفرط، اقياءات الحامل الكحولية هو إقياء شديد أثناء الحمل. والذي غالبا يبدأ بشكل مبالغ فيه من الوحام (غثيان الصباح.

التداخل الطبي هو ضروري في هذه الحالة.

فرط سكر الدم **Hyperglycaemia**

وجود زائد للسكر (غلوكوز) في الدم، كما في الداء السكري، يحدث بسبب الأنسولين غير الكافي للتغلب على السكريات المتناولة.

وقد تقود الحالة إلى سبات سكري.

فرط شحميات الدم **Hyperlipidaemia or Hyperlipaemia**

وجود زيادة في تركيز الدسم في الدم. الزيادة في الكلستيرول في الدم ربما يؤدي لأذية الشريان التاجي وتعصد الأوعية.

زيادة في الشحوم الثلاثية ربما يؤدي إلى التهاب المعثكلة.

فرط جارات الدرق **Hyperparathyroidism**

انظر فقرة: استئصال جارات الدرق/ جنيبات الدرق PARATHY ROIDECTOMY

فرط التنسيج **Hyperplasia**

زيادة نمو في حجم وعدد الخلايا الطبيعية من النسج إلى حد أن الجزء المتأثر يكبر.

مثال:

الأثداء أثناء الحمل. قارن مع: فرط النمو (التضخم) والنامية الشاذة (الورم).

فرط الطنين **Hyper-resonance**

انظر فقرة: الطنين ـ الرنين RESONANCE

فرط الحساسية **Hypersensitivity**

استجابة تحسسية شاذة للمستضد والذي تعرض له الشخص سابقا. استجابات فرط التحسس متنوعة من اللطف التام، مثل الحمى المرتفعة، إلى الشديد جدا، مثل الصدمة التآقية .

(انظر فقرة: التحسس ALLERGY)

فرط التوتر/ فرط ضغط الدم **Hypertension**

ضغط دم عالٍ (في الشرايين)، فرط التوتر الأساسي ربما سببه غير معروف أو نتيجة لمرض الكلية أو أمراض الغدد الصم.

فرط التوتر الشرياني الخبيث ربما يكون مميتا إذا لم يُعالج. وربما يكون حالة بحد ذاته أو المرحلة النهائية لفرط التوتر الشرياني الأساسي يميل ليحدث في مجموعة الأعمار الفتية، هناك فرط توتر ضغط الدم الانبساطي (انظر فقرة: الانبساط: DIASTOLE) وفشل الكلية.

تصلب الشرايين هي مضاعفات ل ـــ وغالبا مترافقة مع ـــ فرط التوتر، وأيضا هناك مضاعفات أخرى منها: نزف دماغي، وفشل قلبي، وفشل كلوي.

سابقا كانت الحالة قاتلة سريعة، إلاّ أن أدوية فرط التوتر الشرياني لديها (أحدثت) علاجا ثوريا، وأعطت المعانين حياة شبه طبيعية.

(انظر أيضا فقرة: فرط التوتر الرئوي PULMONARY HYPERTENSION).

فرط الحرارة Hyperthermia

1ـ ارتفاع زائد ودرجة حرارة للجسم غير طبيعية، أي: الحمى.

2ـ طريقة من المعالجة لأمراض معينة عبر إحداث صناعي لحالة من الحُمى، وتنجـز عـبر تقنيات منتوعة.

فرط نشاط الدرق Hyperthyroidism

فعالية مفرطة للغدة الدرقية، فرط نشاط الـدرق ربما سببه زيـادة نمـو الغـدة، بسـبب حدوث ورم أو مرض غرافيس.

فرط النشاط أو الفعالية Hypertonicity

انظر فقرة: تشنج SPASTICITY

فرط النمو/ ضخامة Hypertrophy

زيادة في حجم العضو بسبب كبر خلاياه (فضلا عـن عـددها) غالبـا استجابة للمطالبـة بعمل أكبر. مثال: الزيادة في حجم الكلية المتبقية إذا كانت الأخرى قد استئصلت لأي سبب. ـ قارن مع فرط التنسج.

فرط التهوية/ التنفس Hyperventilation

تنفس بمعدل سريع شاذ عند الراحة، وربما يكون استجابة لشدة .

إذا لم يُوقف ويتسبب في فقد الوعي بسبب انخفاض تركيز ثانِ أكسيد الكربون في الدم.

إذا كان معدل ثانِ أكسيد الكربون في الدم مرتفعـا بشـكل غـير طبيعـي، وذلك بسـبب ضعف تبادل الغازات في الرئتين، مثال: في الوذمة الرئوية وذات الرئة. ربما تُحدث فرط التهوية.

(انظر أيضا فقرة: نقص التهوية HYPOVENTILATION)

تنويم/ نوم إيحائي **Hypnosis**

الحالة من الانتباه المتغير، يشبه النوم، بحيث يكون العقل يوضع أكثر تقبلا لإعـادة قـول الذكريات لأحداث ماضية وللإقتراحات.

والشخص الذي يقوم بهذه العملية ـ من الجهة الأخرى ـ يسمى المنوم المغناطيسي.

واحد من طرق إحداث التنويم هي: سؤال المريض أن يثبّتْ/ أو تثبّتْ عينيه/عيناها على نقطة مُعطاة، أو مصدر ضوئي، وبعدها وبشكل إيقاعي يكرر كلمات هادئة في صوت منخفض.

وبعض الأشخاص يظهرون قبولا للتنويم أكثر مـن آخـرين، وهنـاك ثلاثـة مـن مسـتويات الإندماج: خفيف ومتوسط وعميق.

التنويم هو الشكل المفيد للمعالجة في الطب النفساني وأيضا في تخفيف الألم.

مثال: الولادة (المخاض) ومعالجة الأسنان.

ويستعمل أيضا في معالجة الربو والكحولية.

منوّم **Hypnotic**

مادة أو دواء يحرض على النوم. مثال: الباربيتورات BARBITURATES

وهيدرات الكلورال chloral hydrate

وسواس عصبي/ داء المراق **Hypochondria**

استغراق غير طبيعي للشخص مع الحالة الصحية له/ أو لها.

في الشكل الأشد، يعتقد الشخص خطأ أنه/ أو أنها تعاني من عدد من الأمراض وقلق زائد وكآبة.

تعتمد المعالجة على وسائل من المعالجة النفسية والأدوية مضادة الكآبة.

ولكن الحالة تتجه لتكون صعبة الرعاية.

Hypodermic تحت الجلد ــ لحمي

بالمعنى الحرفي (تحت الجلد).

المصطلح يستعمل عادة للحقن المُعطى بالسرنكات تحت الجلد.

Hypoglycaemia نقص سكر الدم

نقص في سكر الدم، الذي يحدث بالمجاعة وبالداء السكري أيضا وعندما يُعطى الأنسولين بكمية كبيرة وتناول كمية ناقصة من السكريات.

تتضمن الأعراض: الضعف والتعرق وشعورا بالرأس الخفيف والرجفان.

ويمكن أن يقود إلى السبات.

تتحسن الأعراض عبر تناول السكر إما عبر الفم أو بالحقن بحالات سبات نقص السكر.

Hypoparathyroidism or Tetamy قصور جارات الدرق أو التكرز

انظر فقرة: غدة جارات الدرق PARATHYROID GLAND

Hypophysis النخامية

انظر فقرة: الغدة النخامية   PITUITARY GLAND

Hypoplasia نقص التنسج

نقص نمو للنسيج أو العضو، كما يحدث في الأسنان نتيجة لمرض أو مجاعة (1) (نقص التنسج

(2) السني). يلحظ عبر خطوط على الأسنان كـ: ميناء بلون بني.

ملاحظة: 1 ــ المقصود نمط الطعام أي عوز نوع الطعام.

2 ــ نقص التصنع.

تحت المهاد/ تحت السرير البصري   **Hypothalamus**

منطقة من الدماغ الأمامي في أرض البطين الثالث، يحدها المهاد من الأعلى والغـدة النخاميـة من الأسفل. وهو يحوي مراكز تضبط العمليات الحيوية.

مثل: استقلاب الدسم والكاربوهيدرات، العطش وتنظيم المـاء، الجـوع والطعـام، تنظيـم الحرارة والوظيفة الجنسية، ويلعب أيضا دورا في العواطف وتنظيم النوم.

ويضبط الحملة العصبية الودية، ونظير الوديـة، ونظيـر الوديـة، والافرازات مـن الغـدة النخامية.

نقص الحرارة   **Hypothermia**

1ـ حالة جسدية عندما تنخفض الحرارة المركزية أدنى مـن 35°م   (95° ف) كنتيجـة للتعرض المديد للبرد. في البداية يحدث رجفان ويعمل القلب، مجتهدا أكثر لزيادة تـدفق الـدم لمحيط الجسم لكن أخيرا يتوقف الرجفان و ـ مـع زيـادة القشـعرية تضـطرب وظـائف أعضـاء الجسم، ويقل الانتاج القلبي.

تحتاج الأنسجة أكسجينا أقل عندما تبدأ وظائفها بالإنهيار، لكن أخيرا يصبح القلب غير قـادر على التزويد بالدم حتى هذه الاحتياجات المنخفضة.

أعراض نقص الحرارة هي إعياء، ارتباك ثم فقد الوعي والموت.

ويعتبر الكهل ـ جزئيا ـ في خطر عندما تكون الحرارة المنزلية غير ملائمة.

2ـ حالة من نقص الحرارة الصناعي، تُحدث أحيانا خلال الجراحة لخفض الأكسجين المطلـوب للأنسجة وتمكين الدورة الدموية للتوقف لفترة وجيزة.

نقص التهوية   **Hypoventilation**

معدل بطيء غير طبيعي للتنفس القليل، والـذي يسـببه أذيـة أو تـأثيرات الأدويـة علـى مراكز التنفس في الدماغ.

التأثر يأتي من زيادة كمية ثانِ أكسيد الكربون في الدم ويقل الأكسجين وبشكل واقعي هذا يقود إلى الموت عبر نقص مصدر الأكسجين للخلايا والأنسجة.

استئصال الرحم **Hysterectomy**

إزالة جراحية للرحم، وعبر وسائل من شق بطني أو من خلال المهبل.

يُجرى إذا وجد فيه ورم ليفي إذا أصيب الرحم بالسرطان، وأيضا إذا كان هناك نزف شديد.

هستيريا/ هوس **Hysteria**

نوع من العصاب الصعب تعينه، وفيه يمكن أن يحدث مجال كبير من الأعراض.

إنها تتضمن: الشلل، والنوبات الصرعية، وتشنجات في الأطراف، وتورما في المفاصل، واضطرابات عقلية وفقدان الذاكرة، الشخص قابل للتعرض للإيحاء.

تم تمييز نمطين: الهيستيريا المتبدلة (conversion) التي تتميز بالأعراض الفيزيائية، والهيستريا اللاترافقية (dissociative) التي تحدث فيها تبدلات عقلية وصفية.

ـ هيستيريا الكتلة (Mass) تصيب مجموعة، خصوصا أولئك الذين يجتمعون معا تحت حالات من الهياج العاطفي.

عدد من الناس ربما يعانون من الدوار والإقياء والإغماء، الذي يحدث ضمن حشد من الناس.

يحدث الشفاء عندما يُعزلُ أولئك المصابون من أولئك الذين بحالات أخف.

معالجة الهيستيريا تتم عبر وسائل من العلاج النفسي، خصوصا ما يتضمن الإيحاء.

الفهرس

قاموس عربي ــ انكليزي

قاموس انكليزي ــ عربي